DESMAME GRADUAL

COMO DAR UM FINAL FELIZ À SUA
HISTÓRIA DE AMAMENTAÇÃO

BIANCA BALASSIANO

Copyright © Bianca Balassiano, 2020
Copyright © desta edição mapa lab

Todos os direitos reservados e protegidos pela lei 9.610 de 19.2.1998.
É proibida a reprodução total e parcial, por quaisquer meios sem a expressa anuência da editora.

PRODUÇÃO EDITORIAL
mapa lab

COORDENAÇÃO EDITORIAL
Clarissa Oliveira

CAPA, PROJETO E DIAGRAMAÇÃO
Adriana Cataldo |
Cataldo Design

FOTO DE CAPA
Gaabriela Moura |
@gaabriela.moura
@levitarefotografia

Na foto: Fernanda Maciel e Levi | @deliciasmacielrj

IMPRESSÃO E ACABAMENTO
Gráfica Vozes

Dados internacionais de catalogação na publicação (CIP)

B171d Balassiano, Bianca.
   Desmame gradual : como dar um final feliz à sua história de amamentação / Bianca Balassiano. – Rio de Janeiro : Mapa Lab, 2020.
   128 p. ; 21 cm.
   ISBN 978-65-86367-08-9
   1. Desmame 2. Amamentação I. Título.
                                              CDU 613.953

Bibliotecária: Ana Paula Oliveira Jacques / CRB-7 6963

contato@mapalab.com.br | www.mapalab.com.br

  /amapalab 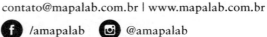 @amapalab

À minha filha Júlia, por me ensinar a amamentar;

Ao meu filho Bernardo, por me ensinar a desmamar;

Ao meu parceiro Théo, por me ensinar a
me reencontrar após esses processos.

SUMÁRIO

INTRODUÇÃO	9

CAPÍTULO 1	13
O QUE É O DESMAME GRADUAL?	
As bases do desmame gradual	14
A amamentação para além da nutrição	20
Quando e por que desmamar?	22
Por que não fazer um desmame abrupto ou por aversão?	28
O que se deve saber antes de iniciar o desmame	30
Renata e Pedro: compreendendo as demandas e a potencialidade de uma criança	34

CAPÍTULO 2	37
ORGANIZANDO AS MAMADAS DIURNAS – FASE 1	
Limitando as mamadas durante o dia: o fim da livre demanda	40
Como montar o material de apoio	46
As técnicas do desmame gradual	51
Técnica do adiamento	52
Técnica da distração	54
Técnica do encurtamento	57
Técnica de contar a rotina	58

Manuela e Catarina: quando a rede 60
de apoio não apoia

CAPÍTULO 3 63
DESMAME NOTURNO – FASE 2
Material de apoio e técnicas da Fase 2 64
Quadro dia/noite 65
Técnica do adiamento 67
Técnica da corujinha 73
Quadros de conquista 74
Comportamentos comuns da criança 76
que aprende a dormir sem o seio
O papel da mãe que amamenta e o papel 77
dos outros cuidadores
E a cama compartilhada 80
O que esperar do desmame noturno? 81
Giovana, mãe da Sofia: 83
a amamentação como escudo

CAPÍTULO 4 87
RUMO AO DESMAME TOTAL – FASE 3
Eliminando as mamadas do dia 87
Desmame total 92
Álbum de fotos progressivo 93
Caixa da amamentação 93
Festa do mamá 94
Sessão de foto/vídeo 94

Quadro de conquista	95
Mãozinha de encerramento	96
Marina, Arthur e Clarice: desmame em tandem	98

CAPÍTULO 5   101
O MÉTODO NA PRÁTICA –
DÚVIDAS E DIFICULDADES

Como lidar com o choro e a frustração	101
E quando meu filho ficar doente e inapetente?	104
O que fazer quando há chupeta e mamadeira na jogada?	107
Principais intercorrências relacionadas à produção de leite	109
A relação da criança amamentada com o seio materno após o desmame	111
Questões emocionais	114
Priscila e Débora: quando o desejo não está claro	117

PALAVRAS FINAIS	121
RECURSOS E REFERÊNCIAS	124
REFERÊNCIAS BIBLIOGRÁFICAS	126

INTRODUÇÃO

Por que escrever um livro sobre desmame? Talvez você esteja se perguntando o que leva uma pessoa, principalmente uma consultora de lactação, a escrever um livro sobre o final deste processo. Muitas experiências me trouxeram até este livro, mas sem dúvidas ter vivido o processo com meu filho caçula foi a que mais me motivou.

Costumo dizer que aprendi a amamentar com Júlia, minha primeira filha, e aprendi a desmamar com meu caçula, o Bernardo. Antes de ser consultora em lactação, me formei e trabalhei como psicóloga, e acredito que isso faça toda a diferença no meu olhar para o processo da amamentação em si. Perceber que amamentar faz parte de um projeto de parentalidade em si sempre foi um norte na minha carreira.

Ao longo da minha vida profissional, conheci lactantes que venceram desafios, moveram montanhas e sofreram múltiplas decepções em suas histórias de amamentação. A partir disso foi muito simples perceber que amamentar vai muito além de alimentar um bebê.

Por acreditar na grandiosidade desse fenômeno, acredito que ele exija pompa e circunstância também no seu fim. Não foram poucas as vezes que acompanhei lactantes e suas famílias no consultório, com sofrimentos profundos e ampliados, marcados pelas dificuldades de colocar um final no processo da amamentação. Organizar as técnicas que vinha utilizando ao longo dos anos passou a ser uma meta profissional, mas só me senti verdadeiramente motivada a fazê-lo quando precisei executar o desmame do meu filho.

Bernardo foi um bebê muitíssimo desejado e esperamos quatro longos anos até que ele resolvesse ser concebido. Nasceu mamando como um profissional, desconfio que aprendeu bastante de tantas palestras, aulas e workshops que frequentou ainda no meu útero. Além de mamar profissionalmente, desconfio que essa poderia ser a única atividade da sua vidinha, pois era um verdadeiro "peitólatra" – esta é a classificação que dou para aqueles bebês que são vidrados no peito e não largam por nada, para dormir, acordar, se acalmar, se aconchegar. Se fosse por ele, certamente estaria mamando ainda hoje, aos sete anos. Para mim a vontade de finalizar a amamentação já estava bem clara muito antes disso.

Passei também por uma tentativa frustrada de desmame noturno quando ele tinha pouco mais de um ano e foi quando me dei conta de que com ele as coisas teriam que ser mais lentas e, principalmente, trabalhando o lúdico, o papo, as trocas, as possibilidades de estar junto sem o peito, exigindo da minha parte muita paciência e disponibilidade.

Foi com Bernardo que aprendi que não iria adiantar tentar explicar por que interrompemos a amamentação à noite, se estava liberada durante o dia. E considero este justamente o pulo do gato do meu método de desmame gradual: trazer a criança para o processo, utilizando brincadeiras, repetições, constância e afeto.

Através dessa experiência engrandecedora, percebi que precisamos de ferramentas adequadas para terminar essa história da melhor forma. Não queria lembrar-me da amamentação anos depois com tristeza e remorso. Queria um processo que pudesse me aproximar do meu filho e mostrar para ele que estaremos sempre unidos, porém nem sempre da mesma forma ou com as mesmas necessidades.

Jamais esquecerei de ter vivido todo esse processo junto com ele: da felicidade de poder abraçá-lo de frente sem medo, de poder deitar e ler um livrinho ou ver um desenho sabendo que ali ele encontraria seu ninho sem precisar colocar a boca no meu peito. E de poder olhar fotos, vídeos e lembranças com nostalgia, sabendo que todas as emoções e conquistas foram vividas no seu tempo, deixando para trás qualquer rastro de saudade e fortalecendo o impulso de querer saber o que nos aguarda nas próximas etapas.

Com este livro, desejo que você também possa viver essa experiência com plenitude. Que o desmame seja um marco real na fase que separa o bebê da criança. Que a vivência do desmame gradual sirva como uma ponte, para que você possa explicar a seu filho que mesmo quando uma relação é preenchida de sentimentos conflituosos ou ambíguos, ou até mesmo de ausência, o afeto segue preenchendo o espaço entre vocês. E que esta relação parental ganhe asas, e voe para muito além da amamentação.

CAPÍTULO 1
O QUE É O DESMAME GRADUAL?

Pode parecer irônico contar para uma recém-mãe que um dia desmamar pode ser desafiador. Lá no início do processo, em meio à chegada de um bebê em casa, mamilos fissurados, corpos disformes e noites sem dormir, lutamos e vencemos uma série de obstáculos para persistir na amamentação: o marketing agressivo da indústria, a falta de preparo dos profissionais de saúde, a rede de apoio escassa, a exaustão dos cuidados com o recém-nascido. A luta para que o bebê não perca o interesse pelo seio e para manter uma boa produção de leite é difícil e rigorosa, e nesse momento nenhuma mãe acredita que um dia estará do lado oposto, rezando dia e noite para que a criança crescida esqueça o seio e largue-o de forma espontânea.

Mas eis que chega o dia em que você começa a pensar em colocar um ponto final na amamentação. Talvez você venha refletindo, há algum tempo, sobre como seu filho se relaciona com os seus peitos. Ou venha se sentindo cansada de ser vista como um par de seios ambulantes. Ou quem sabe esteja pensando em voltar a fazer um curso, um tratamento estético, um hobby, uma atividade, voltar a namorar, sair com as amigas e, para que isso aconteça, talvez caia bem uma diminuída nas mamadas, a possibilidade de lidar com as frustrações do seu filho de outras formas, ou contar com a ajuda do parceiro ou da parceira para colocá-lo para dormir. É possível que aquele plano que você tinha (ou não) de amamentar "até quando o bebê quiser" hoje cause mais angústia do que alegria e, por isso, pense em iniciar o desmame.

Quero lhe dizer que este livro é para você: que precisa começar a lidar melhor com os inúmeros pedidos de mamá mas não faz ideia por onde começar, que ainda curte amamentar durante o dia, mas precisa dormir melhor à noite, que acha que deve partir para as próximas etapas da maternidade que lhe aguardam. Aqui, você encontrará as bases para um desmame gradual e respeitoso, que ocorrerá no seu tempo e quando achar adequado. Muito além de um método com técnicas e cronogramas, você encontrará histórias que se assemelham à sua, e crianças parecidas com a sua, para que o final da amamentação lhes seja bonito e satisfatório.

AS BASES DO DESMAME GRADUAL

Mais do que uma forma de alimentar um bebê, amamentar envolve uma relação entre dois seres. Por trás de um par de seios, estão uma mulher e sua história. Amamentar como forma de comunicar-se com o bebê – conceito cunhado pelo pediatra e psicanalista Donald

W. Winnicott,[1] – é portanto uma escolha possível e que não deve necessariamente seguir um modelo específico de funcionamento. A rotina de amamentação deve ajustar-se às necessidades físicas e psíquicas particulares de cada família. Sendo assim, nada mais natural do que optar muitas vezes, após 12, 18 ou 24 meses de amamentação, por ajustes no funcionamento desta relação, prevendo o amadurecimento ocorrido durante o período de convivência e sua evolução.

Mas e o desmame natural ou espontâneo? O que sabemos é que, para crianças que não fazem uso regular de chupetas e mamadeiras e, principalmente, para aquelas que não sofrem grandes ou longas separações de suas mães, o desmame dificilmente acontecerá desta forma, da noite para o dia. O desmame é um processo lento e gradual, que se inicia com a introdução alimentar e vai acontecendo conforme a criança é capaz de desenvolver sua habilidade socioemocional de relacionar-se com o mundo através da linguagem verbal. Difícil entender que uma ferramenta tão preciosa para o recém-nascido e para o bebê possa ser assim, dispensada pela criança que conversa, troca e negocia. Mas o fato é que o seio passa a ser mais uma das ferramentas de relacionamento da

---

1 WINNICOTT, Donald W. *Os bebês e suas mães*. São Paulo: Martins Fontes, 1996.

criança com o mundo, e não somente a maneira mais fácil e prática, além de conhecida, de lidar com frustrações, sono e fome.

Quando entendemos o desmame como um processo durante o qual, para além da perda do seio como intermediário na comunicação, a criança desenvolve outros padrões e amplia suas possibilidades de relacionamento com sua mãe, família e sociedade, passamos a compreender por que este momento pode ser tão desafiador para os envolvidos. E, principalmente, entender também por que tão poucos profissionais encontram-se capacitados a orientar famílias para que este processo possa encontrar beleza, coerência e sentido também no seu fechamento.

A ideia do desmame como um evento pontual na vida da díade não faz jus à importância do percurso cuja concretização é marcada pelo fim da relação da amamentação. Portanto, é essencial que o desmame seja compreendido como uma jornada que tem início com a introdução ou apresentação alimentar, momento este em que o bebê estará exposto a outro modelo de alimentação que não somente o seio materno, e que tem fim quando seu relacionamento com a mãe, família e sociedade não sofre mais intermediação do seio materno.

Esta travessia complexa e recheada de nuances será o caminho percorrido individualmente pela dupla no sentido de transformar sua comunicação – antes viabilizada pelo relacionamento através do seio materno –, em uma troca possível através do mundo da linguagem, numa caminhada construída por aprendizados, frustrações e reorganização familiar. É a mudança de um modelo relacional fortemente físico para um modelo verbal e, portanto, social. Não se trata portanto de trocar o seio materno por outros apetrechos que cumpram a sua função, mas sim prescindir do mesmo a partir da evolução do relacionamento da díade.

A experiência saudável da amamentação constitui-se com base na troca proporcionada à dupla mãe-bebê. Trata-se de usar o instrumento possível de comunicação entre mãe-bebê desde o nascimento, uma vez que para um bebê que ainda não pode expressar-se de forma satisfatória, ou para uma mãe e ambiente que não são completamente capazes de entendê-lo, a amamentação dá conta de inúmeras faltas. No entanto, conforme a caminhada rumo ao amadurecimento acontece dentro da relação e, principalmente com a entrada do bebê-criança no mundo da linguagem, com a ampliação de suas capacidades de compreensão e fazer-se compreender, torna-se possível para o mesmo lidar com as pequenas frustrações de não mais receber o seio sempre que solicitá-lo ou com o ódio direcionado à mãe quando não for atendido. Segundo Winnicott, [2] "a base do desmame é a boa experiência da amamentação". Afinal, não se pode perder o que nunca se teve.

Em termos psíquicos, mais do que simplesmente finalizar uma etapa do desenvolvimento infantil e do modelo alimentar, o desmame propicia à mãe a possibilidade de abrir mão da relação de poder e dependência da criança em relação à sua presença e existência; por consequência apresenta à criança a possibilidade de suportar a separação do corpo materno e aceitar trocas e substituições numa relação preparatória para a convivência social e a inserção no mundo da cultura.[3]

É muito importante que você tenha em mente, para iniciar qualquer tipo de processo neste sentido, que é hierarquicamente responsável pelas decisões relacionadas à manutenção da amamentação. Sendo assim, cabe a você unicamente perceber o que lhe é desagradável nesta relação uma vez que ela toma novos contornos junto ao crescimento do bebê e sua experiência na maternidade. A partir do reconhecimento

---

2 WINNICOTT, Donald W. *A criança e o seu mundo*. Rio de Janeiro: Zahar, 1979.

3 SAMPAIO, Marisa Amorim et al. "Psicodinâmica interativa mãe-criança e desmame". Psic.: Teor. e Pesq., Brasília , v. 26, n. 4, p. 707-715, Dez. 2010.

destes desagravos, pode-se pensar em como modificar essa relação por meio de ajustes na rotina de amamentação que possam fazer com que a troca continue repercutindo positivamente para ambos.

A interdição de mamadas no momento oportuno da aquisição de linguagem pela criança é interessante para estimular a entrada do parceiro ou da parceira nessa relação. Com frequência a criança amamentada é atendida pela mãe no período noturno, pois esta utiliza-se do poder relaxante que a sucção ao seio proporciona para fazer com que a criança volte a dormir rapidamente ou nem mesmo desperte totalmente. No entanto, a entrada do parceiro ou da parceira no acolhimento noturno torna-se bastante oportuno, uma vez que a ideia é espaçar mamadas e diminuir sua frequência. Muitas vezes o desmame nesse período, especialmente para crianças acima de 18 meses, pode representar mais horas consecutivas de sono.

Sendo assim, desmamar é encontrar novas formas de comunicar-se, é descobrir novas ferramentas para a parentalidade, é usar a crescente condição da criança de lidar com sua frustração e direcioná-la para as possibilidades de autoconhecimento, amadurecimento e socialização. Uma criança que amplia suas possibilidades de relacionamento é capaz de trocar com o mundo em sociedade.

A AMAMENTAÇÃO PARA ALÉM DA NUTRIÇÃO

Acredito na amamentação como forma de comunicação mãe-bebê. O seio apresentado ao recém-nascido, que não entende a realidade que presencia assim como nós, o ilude a respeito da sua potência. Sente desconforto, reclama, então aparece aquela "coisa mágica" que se aproxima e o sacia, e ele se sente, portanto, criador da própria satisfação. Donald Winnicott resumiu bem quando disse: "Seremos homens se um dia tivermos sido deuses."

Amamentar é também uma relação que envolve uma dupla. Muito além de nutrir fisicamente o bebê, amamentar traz a oportunidade de trocar com ele antes mesmo que o bebê descubra que ele e sua mãe são dois. Terminar o processo de amamentação é, portanto, desiludir a criança. É mostrar a ela que a relação com a mãe vai muito além, possui infinitas nuances a serem exploradas e que seria simplesmente ingênuo achar que somente através do peito a dupla poderia trocar. Desmamar é, em última instância, mostrar à criança a amplitude do seu campo de experiências.

A mãe que desmama o faz porque está pronta para avançar na relação. A criança está pronta para ser desencantada e ver sua mãe como um ser real, humano. Ela pode ser odiada, além de amada. E a mãe precisa estar pronta para aceitar o ódio, a agressão, a frustração e os ataques da criança – eles certamente acontecerão no decorrer do processo até que a criança entenda quem é sua mãe. Uma relação sadia também é feita de incompletudes: é isso que nos faz seguir em frente.

Sendo assim, nada mais justo que finalizar progressivamente um processo essencial e tão marcante na vida da mãe e filho: aos poucos somos capazes de mostrar ao bebê – já não mais tão bebê – que há tanto para explorar na relação com a mãe, que o peito acaba ficando de lado, pequeno, insignificante. Finalizar abruptamente uma relação não dá chance às partes de vivenciar o luto do seu fim e muito menos de compreender que serão capazes de explorar outras oportunidades igualmente interessantes. O bebê não consegue entender porque de um dia para o outro não teve mais acesso àquele baluarte de segurança que o seio representa em sua vida. No entanto, quando respeitamos seu tempo – e o nosso também –, seguimos concretizando gradualmente novas expectativas e bases para o amadurecimento individual.

Um dos relatos mais frequentes das famílias que atendo a respeito do processo de desmame gradual é o quanto conduzir de forma guiada e gradual este movimento tornou-as mais próximas. A possibilidade de sustentar a frustração e encontrar em si ferramentas para lidar com a própria angústia frente ao fato de não ter uma solução fácil, rápida e mágica para todos os problemas, é o que de fato nos faz estar em constante metamorfose na parentalidade – a cada etapa encontramos vivências mais complexas e reais de relacionamento com as crianças, e aí reside a beleza do processo: sua constante evolução. Ser pai e mãe é estar junto na caminhada rumo ao amadurecimento, um processo que nunca termina.

QUANDO E POR QUE DESMAMAR?

Os principais órgãos de saúde estabeleceram alguns parâmetros desejáveis para a duração do aleitamento materno: tanto a Organização Mundial de Saúde (OMS) quanto a Sociedade Brasileira de Pediatria (SBP) recomendam que as crianças sejam amamentadas por dois anos ou mais. A Academia Americana de Pediatria (AAP) é um pouco mais pragmática – principalmente em se tratando da realidade norte-americana –, e recomenda a amamentação até pelo menos o final do primeiro ano de vida do bebê. Aqui no Brasil, as pesquisas de prevalência nos mostram que de todos os índices que medem a incidência da amamentação, o único que apresentou mudanças positivas significativas ao longo dos últimos anos, ou seja, melhores respostas em relação ao que os órgãos de saúde desejam constatar, com impactos reais na saúde materno-infantil, foi o prolongamento da amamentação.[4] Os dados de prevalência da amamentação na primeira hora de vida ou até os seis meses do bebê não sofreram grandes alterações ao longo dos últimos anos, apesar dos esforços direcionados a este público. No entanto, as mães estão amamentando por mais tempo seus filhos.

Ou seja, não me surpreende que mais e mais famílias estejam buscando ajuda para desmamar suas crianças ou que inúmeras mães encontrem dificuldades em fazê-lo. É fato que há um número maior de pessoas amamentando de forma continuada – que é como prefiro referir-me ao fato de que há famílias que optam por alongar a amamentação apesar da torcida sempre contrária. No entanto, ao amamentar por mais tempo, principalmente seguindo as demais orientações que impedem o desmame precoce, tais como evitar o uso de chupetas e mamadeiras, o fato é que mais famílias estão esbarrando em dificuldades para dar um fim a este processo. E desta necessidade surge a busca do trabalho profissional, e deste trabalho surge a proposta deste livro.

---

4 BOCCOLINI C. S., BOCCOLINI P. M. M., MONTEIRO F. R., VENÂNCIO S. I., GIUGLIANI E. R. J. "Tendência de indicadores do aleitamento materno no Brasil em três décadas". Rev Saúde Pública. 2017; 51:108.

Na minha opinião, para responder às perguntas de *quando* e *por que* desmamar, a primeira questão a ser levada em conta é o desejo da própria mãe. Muitas vezes, o clamor pelo desmame é um pedido de menos sobrecarga, mais horas de sono, a possibilidade de incluir tarefas de autocuidado no dia a dia, pressão social – principalmente da família, amigos, profissionais de saúde e dos empregadores. Quero reforçar que não há momento apropriado ou obrigatório para que o desmame aconteça, salvo a sensação que parte da mãe de avançar para a próxima etapa – seja por razão de desconforto, incômodo ou necessidade. É essencial que isso fique claro desde o início, pois veremos que o método vai exigir tempo, investimento e desejo. E dificilmente irá à frente ou evoluirá de acordo com a necessidade da criança se a pessoa que amamenta não estiver de fato interessada neste desfecho.

Costumo dizer que as mães sentem-se prontas para a caminhada rumo ao desmame quando sentem que o seio é muito pouco para a relação que querem desenvolver com seus filhos. Quando a relação mãe-filho parece estar reduzida à amamentação, ou quando parece que para a criança a única forma de relacionar-se com sua mãe se dá através do peito, certamente é hora de mudar alguns padrões. Quando falo então da necessidade de desejo para que este processo caminhe e concretize-se, falo do desejo da mãe em obter mais da relação parental: mais trocas, mais sinceridade, mais equilíbrio. A "mãe devota" do início da maternidade – outra referência a Winnicott – vai aos poucos dando lugar a uma mãe real, possível e, felizmente, imperfeita.

É importante considerar, para além do tempo cronológico, se a criança atingiu alguns marcos de desenvolvimento importantes para considerar se ele é elegível para o uso deste método no desmame conduzido. Haverá uma resposta melhor se vocês já tiverem uma rotina pré-estabelecida, e inclusive previsível. Também facilita o processo se for uma criança capaz de entender e seguir pequenas regras, tais como buscar alguma coisa, escolher entre um objeto e outro, entender quando é solicitado a fazer algo – ainda que não deseje obedecer, comportamento comum entre crianças dessa idade. E se for uma criança que é facilmente distraída, capaz de interessar-se por outras pessoas, brincar com objetos oferecidos ou atentar-se a uma movimentação diferente, músicas, animais, e outras possibilidades de desvirtuar sua atenção, ela também tenderá a responder bem às técnicas propostas.

O segundo ano de vida da criança é de fato marcado por uma variedade de processos que denotam a sua busca desenfreada pela conquista da autonomia, autossuficiência e liderança. Estas características aparecem no processo da amamentação em uma série de comportamentos clássicos, apresentados por inúmeras crianças que são amamentadas de forma continuada – principalmente aquelas que não tem acesso a bicos artificiais e, por motivos alheios ao nosso conhecimento ou vontade, não desenvolveram apego a nenhum objeto de transição. São eles: trocar de peito inúmeras vezes durante a mamada, demonstrar desinteresse frequentemente, interrompendo a mamada para brincar, sorrir para a mãe ou puxar os mamilos (há um termo ótimo na língua inglesa para esse movimento: *niplash*), mamar e segurar o seio livre com os dedos ou as mãos, muitas vezes exigindo verbalmente que a mãe mantenha o seio livre para fora da blusa, e, ainda, cutucar os mamilos como se estivesse sintonizando uma rádio no dial – para desespero absoluto das mães!

Você não é obrigada a pensar em desmame porque seu filho atingiu os marcos relatados acima, tampouco estará causando qualquer tipo de mal à criança caso deseje prosseguir com a amamentação. Mas é válido pensar em algumas limitações básicas no processo, para que usemos a prontidão da criança aplicando regras simples que podem fazer o processo ficar mais agradável, previsível e funcional para ambos.

Lembre-se que nesta idade já há uma série de interdições que são feitas de forma rotineira: você certamente já impediu que seu filho colocasse a mão na tomada ou pegasse uma faca de ponta, já interveio em alguma disputa ou briga com outros pares, já pediu que ele parasse com algum tipo de comportamento indesejável, porém comum, como tapas, mordidas e puxões. Na amamentação, a interdição funciona do mesmo jeito: vamos colocar algumas regras, num momento em que a criança já é capaz de lidar com estes níveis de frustração, para que o processo tenha continuidade de forma satisfatória, atendendo aos desejos e às necessidades de ambas as partes. O processo do desmame é justamente a fase em que os pais deixam de ser idealizados, super-heróis, para tornarem-se comuns, gente como a gente, pessoas suscetíveis a erros e falhas, aproximando a relação parental de uma relação real, abrangendo todos o espectro de sentimentos embutido na palavra amor.

Falar sobre desmame não é incentivar o desmame. Por outro lado, não acredito em assuntos tabu em amamentação: é preciso falar das dificuldades do início e também das dificuldades do final. Não se obriga alguém a amamentar se ela não desejar, assim como não se incentiva e encoraja alguém a parar de amamentar se essa pessoa não quiser realmente, ou não acreditar que está fazendo o melhor pela relação com seu filho.

O desejo humano não conhece classe social, econômica ou nível de educação. Nós, que disseminamos informações a respeito da amamentação e da relação mãe-bebê, não temos o poder de mobilizar ou interferir no desejo do outro. E esse também não é nosso dever. Estar preparada para ajudar o outro a trilhar seu próprio caminho é bem diferente de colocar-se em posição de ditar certezas.

POR QUE NÃO FAZER UM DESMAME ABRUPTO OU POR AVERSÃO?

Gostaria de deixar claro por que não apoio, endosso ou encorajo técnicas de desmame abrupto. Desmame abrupto seria eliminar o acesso do bebê ao seio de um dia para o outro, sem preparação ou limitação prévia, usando qualquer tipo de técnica, sendo que as mais comuns são a separação materna (viagem ou ausência programada) e a aversão (colocação de substâncias amargas no seio/cobertura dos seios e variações).

Sendo assim, acredito que um desmame abrupto deixa de oferecer a oportunidade, a ambas as partes, de elaborar o final de uma fase tão importante na vida dos dois. Para além da celebração das conquistas vividas, penso que realizar o desmame de forma repentina seria a perda de uma oportunidade tão interessante de usar a construção do processo como ferramenta para a construção de intimidade, fundamentando as bases de um relacionamento cada vez mais próximo.

Na minha concepção sobre amamentação e parentalidade, sempre ficou muito claro que o desmame traz uma oportunidade única de encerrar uma etapa e encarar os desafios propostos pelas fases seguintes do desenvolvimento infantil. Então, nada mais justo do que preparar-se da melhor forma, construindo, tijolo por tijolo, um alicerce firme que seja capaz de trazer a segurança necessária para quem deixa de receber o seio e também para quem deixa de ofertá-lo, gradualmente adaptando-se a uma nova realidade, onde as trocas serão preenchidas por presença de qualidade. O desmame como ruptura me deixa a impressão de um final marcado por ausências, distâncias e lembranças amargas, assim como as substâncias muitas vezes espalhadas no seio para que a criança não encontre mais ali uma forma de prazer. Acho imperdível a possibilidade de dizer à criança que sim, o seio foi muito prazeroso para ambos por muito tempo, mas o que vem pela frente poderá ser ainda mais.

Dito isso, quero deixar claro que não apoiar nem encorajar não é criticar quem faz uso de métodos abruptos. Cada família sabe o que é melhor para si e cada dupla encontrará o melhor caminho para finalizar seu processo de amamentação.

O QUE SE DEVE SABER ANTES
DE INICIAR O DESMAME

Para quem está vivendo as agruras do início da amamentação, lutando com unhas e dentes para evitar um desmame precoce, ou para quem superou essa fase, pode até parecer brincadeira quando falamos que, um dia, finalizar a amamentação possa ser ainda mais difícil. Mas quem vive isso de perto sabe que amamentar uma criança maior pode ser um grande desafio. O passo inicial será sempre no sentido de finalizar a livre demanda e oferecer o seio de forma regulada, uma vez que, impondo regras e limitações, a criança pode rapidamente compreender que esta é uma relação dela com outra pessoa, e não é somente o seu desejo que está em jogo.

É de extrema importância que a mãe conscientize-se de que ela será a responsável pelas interdições e, assim, não deve esperar a criança parar de pedir para mamar. Frente à demanda da criança pela amamentação em momentos inoportunos, resta à mãe e à família decidirem como conduzir o processo. Este só será falho se ela não estiver firme em seus propósitos, uma vez que é impossível para a criança o acesso ao seio caso a mãe não o permita.

Há diversas formas de fazer com que uma criança diminua a frequência de mamadas, principalmente no período diurno. Numa idade em que a capacidade de compreensão da criança já está estabelecida e ela é capaz de seguir comandos simples, é possível fazer pequenos "combinados", instituir regras e rotinas, usando sempre a distração, oferecendo outras atividades de grande interesse da criança para as quais ela possa facilmente redirecionar seu olhar. Uma vez apresentada à interdição do seio, e repetidamente de forma sistemática, em pouco tempo será possível para esta criança encontrar novas formas de relacionar-se com sua mãe e suportar as frustrações frente a contrariedade, ócio, sono, agitação ou situações constrangedoras.

É de essencial que o cuidador entenda que as reações frente à interdição do seio para a criança saudável envolvem choro, revolta, resistência, agressividade e, muitas vezes, inapetência transitória. Todas estas reações tendem a desaparecer uma vez que a criança seja exposta à interdição inúmeras vezes, fazendo com que ela possa elaborar suas frustrações e encontrar novas formas de relaxamento e socialização que não envolvam a amamentação. Algumas famílias podem encontrar demasiada dificuldade em realizar o processo de desmame, principalmente nos casos onde há comprometimento emocional materno – nem sempre relacionado ao processo da amamentação –, ou ausência de boa rede de apoio. Nestes casos pode ser importante o trabalho com uma consultora de amamentação capacitada ou acompanhamento psicológico para que a família não precise recorrer ao desmame abrupto ou não seja levada a crer que esta seja sua última e melhor opção.

O primeiro mandamento para quem deseja iniciar um processo de desmame gradual, ou simplesmente adequar a demanda da amamentação para uma criança maior, é simplesmente não ofertar o seio sem que este seja solicitado. Muitas vezes uma mãe que amamenta após o primeiro ano de vida usa o momento da amamentação para descansar, fazer atividades corriqueiras como usar o telefone, ver TV, ir ao banheiro ou alimentar-se com tranquilidade. Sem perceber, muitas vezes oferece o seio à criança como forma de mantê-la quieta e calada. Este tipo de atitude não será mais admissível se estamos pensando em um processo cujo objetivo é fazer com que a criança perca gradualmente o interesse na amamentação. Esse primeiro passo é de extrema importância e muitas vezes somente com ele já diminuímos bastante a frequência de mamadas, pois poucas mães percebem o quanto muitas vezes oferecem o peito por hábito ou como meio facilitador para processos que já podem ser construídos de outras formas.

Iniciar o desmame nem sempre é pensar em finalizar a relação de amamentação. Muitas mães querem apenas sair da livre demanda e ter uma rotina mais previsível de amamentação, mostrando que há horários em que a amamentação poderá acontecer e outros não.

Renata e Pedro: compreendendo as demandas e a potencialidade de uma criança

Renata me procurou quando seu filho Pedro estava com um ano e sete meses porque já não estava mais dando conta de conciliar sua rotina de trabalho com a demanda do filho. Renata trabalhava na empresa familiar, sediada na casa dos pais, e levava Pedro diariamente para o trabalho desde que ele tinha poucos meses de vida. Ele ficava num cercadinho no mesmo cômodo em que ela e o pai, avô do Pedro, utilizavam como escritório.

Pedro não fazia uso de chupeta ou mamadeira; era um menino forte, com bom apetite e crescimento saudável, mas a mãe se queixava de sua personalidade forte e baixa tolerância à frustração. "Ele só faz o que quer e é um pouco preguiçoso para falar. Quando quer algo, se joga no chão e só para quando eu entro em cena", ela relatou na nossa primeira conversa. Renata sentia que ele mamava mais do que quando era recém-nascido e estava exausta com as demandas do filho. Sua rotina com ele era a mesma há mais de um ano: eles dormiam em cama compartilhada, acordavam e tomavam café juntos e depois saíam juntos para passar o expediente de trabalho na casa dos avós de Pedro, depois voltavam para casa onde jantavam e dormiam juntos, no mesmo horário.

Ficou claro para mim que Renata estava com dificuldades em assimilar o impacto do crescimento de

Pedro, que não era mais um bebê e sim uma criança cheia de vontades e competências novas. O quadro era exacerbado pelo fato de ele ser o primeiro e único neto, o xodó dos avós, que amavam tê-lo sempre por perto. Ele era o bebezinho da família. Os pais de Renata ofereciam sua casa de bom grado e sempre foram contrários à opção de creche. "Eles me disseram que foi um trauma quando eu fui à creche, que eu vivia doente, que eu não gostava", disse Renata. Temiam que Pedro ficasse triste, além do risco de adoecer ou ficar traumatizado. Renata, então, nem cogitava essa opção. O pai de Pedro, Marcelo, tinha pouca inserção nisso tudo, visto que o filho passava o dia todo com a mãe e os sogros.

Boa parte da nossa primeira conversa foi direcionada para mostrar para Renata e Marcelo que Pedro não era mais aquele bebezinho de antes; o esquema que funcionou para ele aos cinco, sete ou nove meses, em que ele ficava contente e calmo no cercadinho, já não era mais viável para aquela fase de desenvolvimento. Pedro pedia tanto para mamar porque estava entediado naquele ambiente, onde não tinha ninguém para brincar nem tinha grandes estímulos. Mamar era uma forma de lidar com essa frustração. Aquela rotina simbiótica com a mãe não estava dando conta de suas necessidades.

A sugestão – antes mesmo de apresentar as técnicas de desmame em si – seria oferecer uma rotina mais estruturada. Marcelo entraria um pouco nessa função, passando mais tempo com o Pedro no fim de semana e de manhã cedo. Sugeri também que os horários de sono fossem ajustados; Pedro passaria a dormir mais cedo e em horários mais previsíveis. Aos poucos, e com esse novo olhar para o filho, Renata e Marcelo se abriram à possibilidade de mandar Pedro para uma creche, pelo menos em horário reduzido. Renata passou a trabalhar meio período enquanto Pedro estava na creche e, à tarde, ela conseguia ficar mais livre para se dedicar a ele. O pai também passou a ter um papel maior na rotina do cuidar e do brincar, o que foi ótimo para a família. Depois disso, o desmame transcorreu sem grandes obstáculos e de forma gradual. Pedro mamou aproximadamente até os dois anos de idade.

Os avós resistiram às mudanças, e isso não foi fácil para Renata, mas ela escolheu apostar no potencial de desenvolvimento do menino, e não na necessidade (de seus pais) de mantê-lo naquele lugar de bebezinho. Às vezes, o prolongamento da amamentação é uma forma de se relacionar sem precisar se debruçar ou se dedicar aos desafios da nova criança que estão surgindo. Mas Renata entendeu que o processo de desmame se baseia, de forma muito importante, na possibilidade de ampliar essa relação mãe-bebê, e foi o que ela fez com convicção e perseverança, sem tirar o olho das necessidades e demandas do filho.

CAPÍTULO 2

ORGANIZANDO AS MAMADAS DIURNAS – FASE 1

A proposta de um livro guia sobre o desmame vem justamente para apoiar incondicionalmente as escolhas autônomas de cada família, oferecendo informação de qualidade para processos que não devem jamais ser forçados pelo profissional de saúde, mas que invariavelmente serão vividos por cada família a seu tempo. Tempo esse que varia em função de uma série de razões, desejos e experiências, mas que muitas vezes coincide com a entrada da criança no mundo social, o mundo da linguagem, possibilitando então que ela faça parte dessa experiência, inaugurando uma nova fase no relacionamento com sua mãe e familiares próximos. Nada mais justo do que usar essa prontidão e interesse da criança para realizar então um processo lúdico, que permita a elaboração gradual das frustrações necessárias e a transformação desta reatividade em criação, principalmente em novos modelos de relacionamento.

A maior parte das famílias que me procurou ao longo dos últimos anos não estava especialmente interessada em finalizar o processo da amamentação, verdade seja dita. No fundo, elas queriam dormir. Dormir melhor, dormir em estirões um pouco mais longos, ter algum tipo de previsibilidade sobre como seria o período noturno e da madrugada. E, internamente, boa parte também desconfiava que uma criança com mais de um ano e meio que despertava a cada 40 minutos para mamar não estava necessariamente com fome.

Durante boa parte da minha prática clínica, iniciamos o processo pelas tentativas de desmame noturno, ou seja, diminuir ou eliminar as mamadas no período da noite e madrugada, no intuito de ensinar às crianças como voltar a dormir sem mamar, ou até com outros adultos. O processo tinha sucesso, mas era demasiadamente demorado e muitas famílias desistiam no meio. Pedir a alguém que não dorme bem há alguns meses ou anos para ficar por três ou quatro semanas ainda mais desperto não só parece cruel, como é humanamente impossível. Em média, esse é o tempo que levamos para um novo hábito se estabelecer e concretizar.

Foi então que tive a grande ideia de começar a propor às famílias que o início do processo se desse durante o dia. Se estamos lidando com a participação da criança e nos beneficiando de suas habilidades cognitivas, por que não trabalhar e fortalecer o aprendizado das técnicas durante o dia para somente depois dar continuidade nas madrugadas? E foi então que este método, no formato que se apresenta hoje, foi tomando do forma. As crianças e famílias foram respondendo de forma mais eficaz, produtiva, sem grandes dificuldades, tornando o processo um pouco mais tranquilo e orgânico.

Iniciar pelo dia dá a oportunidade da criança entender a interdição da vinda ao seio e ressignificar esta falta com mais possibilidades e distrações, aprendendo gradativamente a lidar com essa ausência repentina que rapidamente se transforma em espaço criativo. E para as famílias tudo fica mais simples, pois os processos evoluem de forma mais rápida, há a possibilidade de contar com uma rede de apoio que esteja disponível no período diurno (geralmente mais fácil) e lidar com as repercussões do processo na própria psique com um mínimo de sanidade mental – coisa que dificilmente acontece no período da madrugada, quando uma família é capaz de sair às três da manhã para um passeio de carro, se isso significar que a criança vai pegar no sono mais rapidamente.

O que venho usando atualmente com as famílias, com excelentes resultados, é um método basicamente concebido nas seguintes etapas. Na fase 1, executamos a organização das mamadas do dia. Considero o dia o momento em que a criança acordou e não voltará a dormir de forma imediata, geralmente engatando o café da manhã, higiene matinal, ida à creche etc. até a hora de dormir, mantendo a mamada para dormir inclusive. Na fase 2, será trabalhado o desmame noturno: todas as mamadas que acontecem após a criança ir dormir (mantém-se a mamada para dormir) até a hora do despertar. Na fase 3, eliminamos as mamadas restantes do dia, uma a uma, até que o processo chegue ao fim. Será mais simples aplicar este método se a família já tem uma rotina bem estabelecida de atividades com a criança. Ter rotina não implica em fazer as atividades sempre no mesmo horário, basta que as atividades estejam elencadas e estruturadas na maior parte dos dias, acontecendo sempre na mesma ordem. Isso gera previsibilidade e nos ajuda a fazer com que a criança entenda em que momentos poderá mamar.

LIMITANDO AS MAMADAS DURANTE O DIA: O FIM DA LIVRE DEMANDA

Esta primeira etapa é de extrema importância e deve ser executada mesmo naquelas famílias que já tenham uma rotina estruturada de mamadas durante a semana, como, por exemplo, quando quem amamenta trabalha fora ou quando a criança frequenta creche/escola. Mesmo nestas famílias, é comum retomar a livre demanda durante os finais de semana, feriados, viroses e outros momentos. Nesses casos, a frequência de mamadas aparenta estar organizada, mas na verdade não está: ela só acontece se mãe e criança não estão juntos. E o nosso objetivo é justamente o oposto: expor a criança à interdição da amamentação feita pela própria mãe, em sua presença, permitindo que a criança entenda que a mãe está lá e o que sai de cena é apenas o seio.

A partir desta constatação, é possível também perceber quais mamadas do dia e/ou noite ainda são relativamente importantes para a criança. Geralmente elas estão distribuídas ao longo do dia, são mais longas e capazes de reter a atenção por mais tempo. São também aquelas onde ainda há um bom padrão de sucção/deglutição e grande interesse da criança, muitas vezes influenciando inclusive no apetite dela. Espaçar estas mamadas e delimitá-las, bem como interditar rápidas vindas ao seio, geralmente demandas decorrentes de frustração, ócio, timidez, hábito, sono, agitação ou ansiedade, pode ser bastante interessante tanto do ponto de vista da realização do desmame como da ampliação do relacionamento entre mãe e filho.

A primeira tarefa será eleger quais mamadas do dia realmente são importantes, física ou emocionalmente. Para crianças a partir de um ano e meio, recomendo escolher no máximo quatro mamadas diárias, sendo que três atendem bem às famílias e trazem desfechos muito positivos. É importante escolher estas mamadas em função de algumas características:

- As mamadas devem estar espalhadas ao longo do dia;
- A criança deve estar realmente interessada na mamada, e não somente bicando/bebericando, brincando e rindo enquanto mama;
- A mamada deve estar associada a algum evento da rotina da criança. Caso não esteja, é importante de alguma forma criar alguma espécie de ritual que acontecerá sempre antes ou depois da mamada.

Como estamos falando aqui de crianças acima de um ano e meio em média, para a maioria das famílias funciona muito bem sair da livre demanda e manter, inicialmente, três mamadas diárias (manhã, tarde, noite), além da amamentação noturna, que não sofrerá alterações nesta fase inicial. Antes de iniciar qualquer processo de desmame noturno, sugiro sempre começar a regular as mamadas durante o dia. Isso faz com que a criança entenda o processo de outra maneira e aceite melhor qualquer modificação durante o sono.

Se você trabalha durante o dia, uma boa opção seria amamentar pela manhã, ao voltar do trabalho e à noite, ao fazer a criança dormir. Se você fica em casa ou tem horário alternativo, as mamadas podem ser ao despertar, para a soneca da tarde e para dormir à noite. Se precisar incluir mais uma mamada, é importante que ela esteja minimamente distante das outras, como no meio da tarde, após o lanche.

A segunda tarefa será fazer a associação do momento em que a mamada acontece com um evento da rotina da criança. Neste ponto, famílias que já possuem uma rotina estruturada de atividades vão ter mais facilidade, mas montar uma rotina pode acontecer de forma concomitante ao processo da organização de mamadas. Não é preciso seguir um horário rígido, mas ter uma ordem de atividades que se repete diariamente é de extrema importância para o sucesso do método. Ao escolher o momento da mamada, será possível então associá-lo a um evento da rotina da criança, que acontece imediatamente antes ou depois da mamada, facilitando o processo de aprendizagem.

Geralmente associamos a mamada da manhã ao nascer do sol, despertar, café da manhã, escovar os dentes. As demais mamadas serão trabalhadas conforme o momento do dia em que elas acontecem: podem estar associadas a sonecas, lanches, banho, chegada da creche, chegada da mãe do trabalho. E, por fim, a última mamada do dia invariavelmente acontece na hora de dormir, sendo que a associação mais importante será esta, podendo ser incrementada pela chegada da lua, escurecimento do céu, chegada das estrelas, higiene noturna, leitura de histórias e demais ideias, de acordo com a rotina de cada família.

Conforme dito anteriormente, neste primeiro momento não mudaremos nada em relação as mamadas que acontecem durante a madrugada: a criança será atendida preferencialmente como vinha sendo atendida ao longo de toda a sua vida, as mamadas serão mantidas em sua frequência e duração. Se o seu filho já adormece sem o peito na boca, você não deve voltar a fazê-lo: podemos associar a mamada com o momento do sono, mesmo que ele solte o seio antes de dormir efetivamente e precise de alguns movimentos de embalo ou batidinhas no bumbum para pegar no sono. Há ainda aqueles que usam chupetas e/ou mamadeira após o seio como apoio para dormir. Neste caso vamos manter o uso destes objetos e pensar em retirá-los somente quando finalizado o desmame do seio.

A terceira tarefa será transformar esta associação de modo a ser possível representá-la em imagens. Esta será a maneira mais eficaz de fazer uma criança entender no que consiste a organização de mamadas do dia, pois com estas imagens montaremos a quarta tarefa, que será a construção do material de apoio. O ideal é que a associação com imagens aconteça primeiro na cabeça de quem está organizando o processo e só então comecem as buscas para montagem do material.

Alguns exemplos de como pode ser representada a associação:

- Se a mamada acontece ao despertar: imagens do sol, de criança se espreguiçando, levantando da cama ou tomando café da manhã;
- Se a mamada acontece antes da soneca: imagens de criança sonolenta, porém na janela o céu está claro, criança de pijama;
- Se a mamada acontece antes de um lanche: imagens do lanche preferido da criança, ou imagens dela própria na mesa de refeição ou montando uma receita;
- Se a mamada acontece após ou antes do banho: imagens de banho, chuveiro, banheira, bolhas de sabão;
- Se a mamada acontece na hora que a mãe chega do trabalho: imagens da mãe chegando do trabalho com roupa apropriada, um abraço na chegada;
- Se a mamada acontece na saída da creche: imagem da criança com a roupa da creche.

Feita a associação mental, é a hora de decidir como juntar estas imagens de forma concreta, usando fotos ou papel, o que nos leva à quarta tarefa da fase 1.

A quarta tarefa desta fase inicial é montar o material de apoio junto da criança. O material de apoio consiste num quadrinho, livrinho, placa de EVA ou cortiça, cartolina ou o que a família preferir, em que estas imagens associadas às mamadas ficarão organizadas, de modo que a criança seja capaz de identificar estes momentos e a ordem em que eles acontecem. A montagem do material de apoio serve também para que a apresentação destes conteúdos seja feita **com** a criança.

COMO MONTAR O MATERIAL DE APOIO

As imagens já devem ser levadas impressas ou desenhadas até a criança, em algum momento do dia em que ela esteja em "condições aceitáveis de temperatura e pressão", ou seja, longe das horas de dormir para que não esteja sonolenta, e preferencialmente também sem fome e sem irritação. O ideal seria aproveitar os momentos que a família senta para brincar, pois a ideia é que a montagem do material de apoio seja lúdica e um momento de diversão, criando uma oportunidade real de contar à criança o que está por vir.

Boa parte das famílias está cansada demais para usar toda a criatividade do mundo neste momento, mas a ideia é fazer o que melhor convier a cada uma. Algumas optam por fazer desenhos e montar um livrinho ilustrado, a maior parte imprime figuras da internet mesmo, recorta e leva para a montagem. Outras ainda optam por fazer fotos dos momentos com a câmera do celular, imprimir e apresentar à criança.

A apresentação do material deve ser feita de forma leve e lúdica e não demorar mais do que três dias na preparação. Sentamos com a criança e com as imagens, papel e cola, e vamos contando o que vai acontecer, baseando o discurso em dois pontos essenciais:

1. Pontuar à criança que já é um/a menino/a grande e, portanto, já pode fazer tantas coisas legais.

2. Pontuar à criança que meninos/as grandes não precisam mamar a toda hora.

Usando suas próprias palavras e criatividade, sem esquecer de reforçar as duas afirmações acima, converse com o seu filho durante a montagem do material.

Veja abaixo algumas ideias:

- "Filho, você já sabe usar o escorrega da pracinha, o balanço, o trepa-trepa... pois já é um menino grande e esperto! E sabe o que mais? Meninos grandes não precisam mamar toda hora!"

- "Você já sabe comer coisas durinhas como maçã, grãozinhos como feijão e arroz, pois sua boca tem muitos dentinhos e você já é grande! E sabe o que mais? Crianças grandes não precisam mamar o dia todo!"

- "Você já está grande e pode passear com a vovó o dia todo porque não precisa mamar o tempo todo!"

A ideia então é mostrar que um objetivo no percurso do amadurecimento foi atingido e ele deve ser sempre colocado como algo positivo para a criança. É importante que isso seja levado à criança de forma positiva e, mais do que isso, demonstrando a ela que parte do processo de desmame vem da ausência de necessidade dela de mamar a toda hora. Estaremos desconstruindo um hábito, pois a criança já atingiu alguns marcos de desenvolvimento e apresentou prontidão para tal.

Após dizer à criança que ela não precisa mamar a toda hora, começamos a montagem do material dizendo a ela em que momentos do dia será apropriado que ela peça para mamar. E aí então usamos as imagens, pedindo ajuda da criança... certamente uma criança menor não terá muitas habilidades manuais para ser capaz de ajudar com eficácia, mas será capaz de ajudar a colar as imagens ou colorir ao seu modo, na verdade rabiscar com lápis de cera, por exemplo, e manifestar sua participação.

Uma criança desta idade não terá tempo de concentração suficiente para toda a montagem do material. Minha sugestão é que o processo leve pelo menos três dias, tempo suficiente para que a criança seja exposta ao conteúdo necessário. Pode ser necessário que a família finalize o projeto, e não há problema nisso desde que a criança participe de parte dele.

Algumas famílias optam por montar vários materiais, alguns para espalhar pela casa, carregar na bolsa nas saídas externas, e isso pode ser bastante produtivo. Para o material de apoio que fica em casa, sugiro que ele seja colocado ao alcance da criança, dentro do seu campo de visão, em mesinha ao lado da cama ou nas paredes, na altura da criança, ou ainda na porta da geladeira.

Outra questão são as mudanças naturais na rotina da família aos finais de semana. É possível fazer um planejamento diferente para os finais de semana e apresentar dois materiais de apoio à criança. Aliás, é possível fazer isso mesmo com rotinas diferentes durante a própria semana. No entanto, fique atenta às modificações múltiplas, pois elas podem atrapalhar ou atrasar o processo do aprendizado. O que eu sugiro de forma veemente é que vocês não mexam demasiadamente no número de mamadas que acontece durante a semana ou aos finais de semana. Algumas famílias sentem a necessidade de aumentar uma mamada aos finais de semana e isso costuma não gerar grandes problemas.

É importante atentar-se para o fato de que precisamos de associações fortes para as mamadas mesmo ao final de semana. E caso inclua uma nova mamada, ela deve ter um intervalo razoável em relação às demais. Não recomendo que você acrescente mais do que uma mamada aos finais de semana, caso contrário o plano dificilmente evolui em tempo razoável. Lembre-se de planejar as primeiras semanas com distrações criativas, convocando a rede de apoio. Assim, você será capaz de vencer as dificuldades do final de semana.

Muitas famílias surpreendem-se ao conseguir ficar com o mesmo número de mamadas nos finais de semana, apenas mudando a associação. Por exemplo, a mamada que costumam fazer quando a criança chega da escola pode virar uma mamada no meio da tarde para ajudar a criança a fazer a soneca. Basta usar um material de apoio diferente ou cobrir o material de apoio pré-existente com esse novo dado e explicar à criança que aquilo é o que acontece nos dias em que a mamãe fica em casa ou ele não vai à escola. Esse material vai naturalmente se adequar também aos dias de feriados, ou aos dias em que a criança não vai à creche por outros motivos.

Dica: como as crianças desta faixa etária não sabem nomear dias de semana/fins de semana, utilize cores como fundo do material para designar a que dias eles fazem referência. Por exemplo: de segunda a sexta é usado o material azul (cartaz com fundo azul) e aos finais de semana é usado o material amarelo (cartaz com fundo amarelo). Diga à criança se hoje é um "dia azul" ou um "dia amarelo" e com isso você favorece o processo de aprendizagem e compreensão!

Trabalhados estes momentos oportunos para as mamadas com o material de apoio e reforçadas as associações com a rotina da criança, chega a hora de começar a colocar o plano de organização de mamadas em prática! É agora que entram em cena as diferentes técnicas do processo de desmame gradual.

AS TÉCNICAS DO DESMAME GRADUAL

Aqui explicarei para vocês quais técnicas deverão ser utilizadas para manter-se dentro do que foi planejado – tanto mentalmente quanto pelo material de apoio trabalhado com a criança. O dia do início é aquele em que de fato a criança "ficou grande", e vocês começarão juntos a exercitar a demanda regulada na amamentação. As técnicas devem ser utilizadas toda vez que a criança pedir para mamar fora dos momentos combinados. É importante que elas sejam utilizadas de forma semelhante para facilitar o aprendizado.

Lembre-se de que o ponto chave deste trabalho é a persistência. É normal sentir-se repetitiva ao final do dia, mas repetir as técnicas de forma bem parecida é o que mais ajudará a criança a internalizar as técnicas mais rapidamente, diminuindo a frequência de pedidos para mamar fora de hora. Outra questão importante também é entender que as mamadas que foram planejadas ao longo do dia são oportunidades que a criança terá de ser atendida na amamentação, porém ela precisa requerer a mamada! Iniciado qualquer processo de desmame, não se deve oferecer espontaneamente o seio à criança de forma alguma. Não é porque o momento previamente combinado para uma mamada chegou que a criança precisa, obrigatoriamente, mamar.

Os momentos de mamadas do plano são oportunidades, mas é importante que a criança solicite inicialmente, pois pular mamadas ou eventualmente não querer alguma delas é justamente o nosso objetivo final. Caso a mãe não esteja com a criança no momento designado, a mamada fica consequentemente anulada. Por isso é importante que o plano de mamadas contemple uma rotina que acontece na maior parte dos dias da família. Assim, mudanças eventuais não terão grande impacto.

TÉCNICA DO ADIAMENTO

Esta técnica consiste em adiar a mamada, comunicando à criança que naquele momento não será possível ter acesso ao seio, mas em seguida lembrando quando isso acontecerá. A ideia é fazer a interdição do seio, mas evitar que a criança fique ansiosa, pois imediatamente ela compreende que apesar de não ser amamentada naquele minuto, ela será em breve, dentro da sua rotina que já é bastante previsível. Minha sugestão é que a mãe sempre comece qualquer técnica fazendo a interdição do seio propriamente dita, ou seja, lembre à criança que ela não está perdendo o seio de forma aleatória, e não tente distraí--la pulando de atividade em atividade para que ela não perceba o que está acontecendo. Pare, abaixe--se à altura dos olhos do seu filho e diga com clareza que aquele momento não é apropriado para mamar.

Algumas ideias para vocês:

- "Filho, agora não é hora de mamar."
- "Você não precisa mamar agora."
- "Crianças grandes não precisam mamar agora."

Depois de feita a interdição de maneira clara e apropriada, chega a hora de usar a técnica propriamente dita. A mãe deve então comunicar à criança quando ela vai mamar. Para fazer o adiamento, é muito importante que você use como referência a atividade associada à mamada no material de apoio. Evite dizer a criança "você vai mamar daqui a pouquinho", "só mais cinco minutinhos" ou ainda "assim que a mamãe acabar de tomar banho". Em vez disso, use como referência a atividade que está no material de apoio. Sendo assim, você finaliza a técnica dizendo ao seu filho: "Você vai mamar quando chegar da escola", "Você vai mamar quando a mamãe voltar do trabalho" ou ainda "A hora de mamar é depois de escovar os dentes, quando a gente deitar para dormir". No início pode ser importante levar a criança fisicamente até o material de apoio e mostrar as figuras a ela. Algumas famílias optam por levar o material de apoio para saídas eventuais, ou ter materiais opcionais em versão de bolso ou celular para este fim.

Uma questão importante a salientar é que, caso você tenha mamadas associadas com o sono, seja na soneca vespertina ou no repouso noturno, perceberá que invariavelmente, ao internalizar a técnica, seu filho poderá tentar transgredi-la. Ao ser confrontado que não é hora de dormir, ele rapidamente poderá tentar enganá-la dizendo que quer dormir ou que já está com sono, mesmo que aquele não seja seu horário habitual de descanso. Atenção! Não caia nessa cilada, pois ele está fazendo isso somente para antecipar a mamada, mas não pretende de fato dormir, o que acabará fazendo com que você não siga o plano corretamente. Quando isso acontecer, apenas diga à criança que ainda não está na hora de dormir.

TÉCNICA DA DISTRAÇÃO

Esta técnica consiste em oferecer à criança, de forma consciente e guiada, uma distração ou substituição, que fará com que ela momentaneamente aceite outra opção no lugar da mamada. É importante que a família entenda: a distração não deve acontecer de forma aleatória, como é feito muitas vezes, simplesmente direcionando a atenção da criança para uma outra atividade ou lanche. É importante que se aplique a técnica de forma objetiva, voltando à interdição e verbalizando à criança o que está sendo feito, para aí então propor a distração.

Muitas distrações fazem sucesso com crianças pequenas, dentre elas: passeios externos, brincadeiras manuais, preparar uma comidinha, brincadeiras com água, atividades com argila, massinha, tinta guache, livrinhos, música, jogos, dentre outras possibilidades. Substituir a mamada por um lanche ou bebida também pode ser uma opção, mas nem sempre isso será possível e uma criança desta idade, que mama inúmeras vezes ao dia, não o faz por fome, então oferecer um lanche nem sempre será a opção que melhor atenderá seus anseios. A ideia aqui é dizer à criança que aquele momento não é apropriado para mamar, e então finalizar dizendo quais são as possibilidades para se fazer àquela hora.

Alguns exemplos de uso desta técnica:
- "Agora não é hora de mamar. Agora é hora de fazer massinha!"
- "Essa hora você não precisa mamar. Que tal um passeio na rua para procurar os cachorrinhos?"

- "Crianças grandes não mamam agora. Vamos fazer um lanche gostoso e depois dançar!"

Assim como nas demais técnicas, é muito importante iniciar pela interdição do seio, abaixar na altura do campo de visão da criança para comunicar de forma direta e objetiva que naquele momento não haverá a mamada. Depois, segue-se a técnica utilizada, oferecendo outra opção para o momento.

Lembre-se que é essencial prestar atenção ao tom de voz utilizado. Muitas mães estão excessivamente cansadas e praticamente suplicam aos filhos para não mamarem ou pararem de pedir para mamar. Nesse cenário da mãe exaurida pelo cansaço, acabamos por usar um tom agudo no pedido, um lamento, abrindo margem para uma negociação com a criança, que usará todo seu poder de persuasão para fazer com que você ceda ao seu pedido. Portanto, seja firme na hora de comunicar-se, aplicando as técnicas com voz mais grave, em tom de regra ou ordem, pois não se trata de um pedido. Você está dizendo o que vão fazer, e a maneira como se coloca neste momento pode representar o sucesso na resposta dele.

Para a maior parte das famílias, principalmente aquelas com crianças mais novas, usar estas duas técnicas para manter-se dentro do planejamento será o suficiente! A opção de usar menos técnicas é muito boa com crianças mais novas, pois aumenta a chance de repetição e facilita o aprendizado. As técnicas podem ser usadas separadamente ou mescladas, e devem ser repetidas de maneira bastante semelhante todas as vezes que a criança pedir para mamar fora dos momentos inicialmente planejados.

TÉCNICA DO ENCURTAMENTO

Esta é uma técnica bem lúdica e divertida, mas nem sempre é necessária nesta primeira etapa. Só costumo fazer uso dela nesta fase quando alguma mamada fica demasiadamente longa após a organização, ou se a mãe sente que vai transgredir o planejamento por algum motivo. Nestes casos, você deve direcionar a criança para o final da mamada, explicando a ela que a mamada está prestes a acabar.

Para ajudar a criança a preparar-se emocionalmente para sair do seio, usamos o encurtamento propriamente dito, com contagens ("um, dois, três e já", contar até cinco ou até dez) ou por meio de músicas curtinhas (geralmente usamos a música do ABC ou Dona Aranha) e dizemos à criança: "Está chegando a hora de dar tchau pro mamá. Vou contar até cinco e o mamá vai acabar!" Em seguida você deve contar em voz alta e, ao finalizar o momento combinado, deve ajudar a criança a sair do seio, podendo inclusive ajudá-la com as mãozinhas a acenar, por exemplo.

É importante entender algumas coisas a respeito desta técnica:

- Apesar de entendê-la muito rapidamente, nem sempre a criança vai sair do seio espontaneamente ao final da contagem, por isso ela precisará que você conduza a saída dela, ajudando-a a despedir-se do seio;

- Se esta técnica for utilizada muitas vezes como forma de oferecer o seio quando você não conseguir seguir o planejamento, o desmame provavelmente não vai evoluir de forma satisfatória.

- Se você disser que vai contar até 10, mas contar até 20, 30, 100, essa técnica perderá a sua eficiência muito rapidamente. Se optar por músicas, lembre-se de que deve optar por canções curtas que já fazem parte do repertório da criança. Sempre brinco com as famílias que não vale o Hino Nacional ou Faroeste Caboclo!

TÉCNICA DE CONTAR A ROTINA

Quando a criança pedir para mamar fora dos momentos estipulados, uma outra técnica que pode ser utilizada é a de relatar e relembrar como é a rotina dele, incluindo os momentos de mamadas. Ou seja, quando ele pedir para mamar fora do momento estipulado, você lembra que aquele momento não é um momento de mamar, fazendo a interdição regular tal qual é feito nas técnicas de adiamento e distração, porém, em seguida relate a ele toda a rotina diária e onde se encaixam os momentos de mamada ou relate a rotina de mamadas, lembrando a ele/a quais são os momentos do dia e suas respectivas associações, quando lhe será permitido mamar.

Manuela e Catarina: quando a rede de apoio não apoia

Manuela me procurou interessada em iniciar o desmame de Catarina, na época com dois anos e dois meses. Ela me relatou que a pediatra estava preocupada porque a curva de crescimento da Catarina estava caindo; como ela mamava com frequência e comia pouco nas refeições, a sugestão era que experimentasse controlar a frequência de mamadas para ver se o apetite melhorava. Tirando a questão do peso, Catarina era saudável, já frequentava a creche em meio período, e estava se desenvolvendo bem. Quando a filha nasceu, em uma cesárea intraparto não desejada, Manuela se empenhou muito para a amamentação dar certo, como se o aleitamento entrasse como um curativo para a frustração da cesárea. E, mais de dois anos depois, ela continuava amamentando praticamente em livre demanda.

Manuela era autônoma e costumava trabalhar na casa dos pais, que davam apoio nos cuidados da Catarina, o que lhe conferia bastante flexibilidade e presença. A mãe da Manuela, avó da Catarina, era uma ferrenha defensora da amamentação, e sempre a incentivou. "Minha mãe me amamentou por mais de quatro anos e não entende como posso reclamar do cansaço", Manuela me contou no nosso primeiro contato. Claramente não concordava com o desmame. Inclusive, se sentisse que a neta queria mamar, a avó a levava até para a academia em que Manuela estava malhando, mesmo sabendo que Catarina já tinha idade para aguentar uma hora longe da mãe.

Mauro, pai de Catarina, tampouco parecia interessado em colaborar com a iniciativa de conduzir um desmame. Ele tinha filhos mais velhos de um relacionamento anterior e, embora muito carinhoso com Manuela e com a filha, não se mostrava aberto a participar ativamente na retirada do peito. No entanto, mesmo sem apoio do marido e com as atitudes sabotadoras da mãe, Manuela estava disposta a começar a controlar a demanda.

Três meses depois do nosso primeiro contato, ela pediu um segundo encontro. Estava muito frustrada com a falta de progresso. Catarina já tinha dois anos e meio, e, mesmo com as diversas tentativas, continuava mamando o suficiente para, no caso dela, suprimir a ovulação. "Eu ainda não voltei a menstruar", Manuela se queixou. Nessa nova conversa, ficou claro que a verdadeira motivação da Manuela era o desejo de recuperar a fertilidade porque queria muito um segundo filho. No entanto, Mauro não compartilhava do mesmo desejo, o que explicava a sua atitude sabotadora perante as tentativas de desmame. Ficou claro para Manuela que ela precisava conversar com o marido e chegar a algum acordo.

A conversa com Mauro foi proveitosa. Ele se abriu ao projeto do segundo filho e passou a oferecer menos resistência ao desmame. Aos poucos, se comprometeu a ser o apoio que sua esposa precisava, sobretudo para fazer o desmame noturno. Com o marido ao lado, Manuela se fortaleceu perante a mãe, ajustando sua rotina para que não houvesse tantas oportunidades de ser atingida pelos seus esforços de sabotagem.

Quando nos encontramos pela terceira e última vez, Manuela acabara de descobrir que estava grávida. O desmame noturno tinha evoluído de forma bastante rápida e Mauro estava participando muito mais; era como se o novo bebê fosse a peça que estava faltando para todos entrarem no lugar e fazer o processo deslanchar. Seja pela gestação, que afeta o volume e sabor do leite, seja pelo avanço no andamento do processo de desmame, Catarina perdera bastante do interesse pelo peito e parecia pronta para o dia que da sua última mamada.

CAPÍTULO 3

DESMAME NOTURNO – FASE 2

Apesar de ser a motivação inicial da maior parte das famílias que procuram uma orientação voltada para o desmame, o desmame noturno só entra na segunda fase da aplicação do método de desmame gradual. Sempre indico que seja feita uma organização inicial com as mamadas do dia, limitando sua duração e frequência, antes de trabalharmos as madrugadas. É isso que dará oportunidade à família de praticar as técnicas e da criança incorporar as interdições e lidar com as pequenas frustrações.

À noite temos uma questão importante a lidar: diferente do dia a dia, não teremos as distrações à nossa disposição. É parte do processo ensinar à criança que a noite é feita para o descanso e, portanto, deve ser monótona e sem excitações, enquanto o dia é reservado para as brincadeiras e atividades de alimentação, higiene e demais experiências.

Considero também mais eficaz a prática de propor às famílias a eliminação de todas as mamadas noturnas em vez do espaçamento gradual dos intervalos, pois de fato isso já foi feito durante o dia, dando oportunidade para o início do processo de aprendizado. Não vejo necessidade de submeter famílias e crianças a este estresse, pois estamos lidando com crianças maiores e capazes de compreender os combinados verbais. É importante salientar que a etapa de desmame noturno não se trata de um trabalho de desassociações ou treinamentos e sim um aprendizado interativo a respeito de como se dá a rotina da família de forma organizada, garantindo a todos noites melhores de sono.

Novamente nesta etapa, trabalharemos com algumas técnicas e com um material de apoio: ele é a base do nosso projeto, pois com imagens concretas conseguimos convidar a criança a fazer parte do projeto, incentivando que ela busque suas ferramentas para lidar com as novas situações.

MATERIAL DE APOIO E TÉCNICAS DA FASE 2

Para o sucesso do desmame noturno é primordial fazer a criança entender duas coisas:

1. As diferenças entre noite e dia e o que isso muda na rotina; e
2. Que o peito não estará mais disponível à noite, depois que a criança adormecer.

Como faremos isso? Idealmente de forma visual e lúdica, trazendo a criança para o processo, assim como na fase 1, e com a ajuda de recursos e técnicas para consolidar essa compreensão da nova realidade.

QUADRO DIA/ NOITE

Comece com uma cartolina ou placa de EVA grande, dividida em duas partes, uma representando o dia e outra, a noite. Sugiro que uma metade seja bem clara e brilhante e a outra seja escura. Algumas famílias que acompanhei tiveram ideias muito criativas, como usar referências da arte para confeccionar o material de apoio. Achei incrível! Por exemplo:

- Representar a metade do dia com o quadro *Os Girassóis* e a metade da noite com a *Noite Estrelada*, ambos de Van Gogh;
- Usar o quadro *Abaporu* (ou o *Sol Poente*) para representar o dia e *A Lua* para simbolizar a noite, ambos de Tarsila do Amaral.

A utilização dessas referências na criação do material de apoio explora não só o amadurecimento da relação da criança com sua mãe e família, mas também celebra um ser que descobre sua participação social por meio da arte.

Além da representação do dia e da noite, a família deve separar imagens – podem ser impressas da internet ou fotos pessoais – da criança executando diversas atividades pertinentes à sua rotina, tais como o despertar, refeições, banho, higiene pessoal, brincadeiras, jogos, e demais possibilidades do que é feito durante o dia. Deve-se também pegar uma única imagem que representará o período noturno: preferencialmente uma imagem da criança dormindo.

A montagem desse material deve, novamente, ser uma convocação para a criança compreender essa parte do processo: dois a três dias antes do início da implementação desta nova fase, montamos o material enquanto conversamos sobre o que é feito durante o dia e o que é feito durante a noite.

Esta conversa deve ter dois eixos principais: o primeiro deles é definir quais são as atividades que crianças grandes fazem durante o dia, sempre pontuando o quanto é bacana que a criança já seja madura e autônoma para que seja capaz de fazer tantas coisas legais. O segundo eixo da conversa é mostrar à criança que, para ter energia e disposição para fazer todas estas coisas durante o dia, o corpo precisa descansar durante a noite. Portanto, é importantíssimo pontuar todas as diferenças entre estes dois momentos, usando as imagens para trazer concretude ao papo.

Durante esta conversa, solicitamos que a criança vá montando o material junto dos pais (irmãos estão convidados também), usando cola, velcro ou ímã. Metade da cartolina, referente ao dia, será recheada de imagens das mais diversas atividades da criança durante o dia e a outra metade, referente a noite, terá uma única imagem, na qual estará representado o momento de repouso da criança, tornando este material bem característico, com suas metades bem diferenciadas.

Deve-se levar não mais do que três dias para a montagem deste material, que deve acontecer preferencialmente nos momentos em que a criança está tranquila e longe do horário de dormir. Ao ficar pronto, ele deve ser afixado em local de fácil visualização para a criança, por exemplo, na parede ao lado da cama, na altura do campo visual da criança, na porta do quarto ou na porta da geladeira. Caso seja feito em formato portátil, como um livrinho, deve ficar em fácil acesso no quarto da própria criança.

TÉCNICA DO ADIAMENTO

A técnica-chave a ser usada no desmame noturno é justamente uma variação da técnica do adiamento que já foi aprendida pela criança durante o dia. Ela deverá ser usada toda vez que a criança despertar e a ideia é que ela seja aceita de forma mais orgânica, uma vez que já houve a oportunidade de treinar o seu uso durante o dia.

Após o tempo de exposição ao material – sugiro também a leitura do livro *Mamar quando o sol raiar*, da Fernanda Vernilo (veja mais informações sobre ele na seção de Recursos, na página 124) – podemos dar início ao processo. A criança deve ser colocada para dormir da maneira habitual: geralmente ainda há uma mamada associada ao momento do sono, portanto, sugiro que, como já houve a conversa anterior a respeito do que está para acontecer, você apenas avise ao seu filho antes da mamada para dormir que é chegado o dia em que ele não vai mais precisar mamar durante a madrugada.

Como fazer isso? Lembre antes de dormir: "Agora você vai mamar e vamos todos dormir! Eu, você, o mamá também vamos dormir. Vamos todos descansar bastante para fazer todas as coisas divertidas que nos esperam amanhã. Se você precisar de mim durante a noite, estarei aqui. Mas só vai mamar novamente quando o sol chegar." Este é um exemplo de um papo rápido que você vai levar antes de dormir. Não é preciso engatar uma grande conversa imediatamente antes de dormir, justamente para evitar ansiedade e agitação. O tema já foi trabalhado durante o dia. Então, seja objetiva e coloque seu filho para dormir como de hábito.

O que acontecerá a seguir é que ele despertará. A indicação é que ele seja atendido por um dos responsáveis todas as vezes que despertar e acompanhado enquanto estiver desperto. Não é recomendado em momento algum do processo de desmame gradual que seu filho seja deixado sozinho chorando se está chamando por vocês.

O que muda nessa fase/nesse momento é a maneira como ele será atendido. Costumo dizer às famílias que nas primeiras noites – as mais difíceis – vale (quase!) tudo. Pegar no colo, ninar e levar para rede ou cadeira de balanço são opções para as crianças mais agitadas ou resistentes. No entanto, seria interessante pensar em construir hábitos de sono que você deseja manter em um futuro próximo. Portanto, minha sugestão é sempre tentar ficar o máximo de tempo possível deitado ao lado da criança, pois isso traz conforto para o adulto e ajuda a criança a pegar no sono mais rapidamente e de uma maneira mais sustentável, que perdurará por toda a infância.

Evite retirar a criança do quarto, acender a luz ou iniciar atividades que possam ser excitantes, como ler histórias, cantar músicas ou começar a conversar com seu filho durante a madrugada. Quando ele despertar e chamar, vá até o quarto dele, atenda-o com carinho, contato físico e afeto, e repita, em voz grave e baixa, a técnica do adiamento:

- "Agora é hora de dormir e descansar. Você vai mamar quando o sol chegar."
- "Agora estamos todos com sono e o mamá também está descansando. Você pode mamar quando o dia novo chegar."

- "À noite está escurinho e precisamos dormir. Ficarei aqui para te ajudar, mas o mamá só vai voltar quando o dia novo chegar."

Você precisará sustentar a frustração do seu filho por um tempo mais longo do que o habitual. É comum que nas primeiras noites algumas crianças se mantenham acordadas por uma a duas horas a cada despertar. Lembre-se de que, com o recurso do peito, a mãe geralmente nem esperaria que a criança acordasse e, certamente, tinha o hábito de colocar o peito na boca dele antes mesmo que ele pudesse despertar totalmente, para evitar que ele se agitasse.

Nesse novo momento várias mudanças estão acontecendo: ele está despertando totalmente, agitando-se com o choro e frustração, e ainda não tem os recursos adequados para relaxar e voltar a dormir. A quebra de hábito – e a ausência das ferramentas adequadas – faz com que seu filho se mantenha desperto por muito tempo nas primeiras noites. No entanto, para fazer um omelete é preciso quebrar os ovos, certo? É preciso que ele não tenha mais acesso ao seio no período noturno, e assim possa desenvolver as ferramentas necessárias para relaxar e voltar a dormir, contando com o apoio e a presença de um adulto de confiança.

É importante atender a criança durante todos os períodos de despertar e, em média a cada dois ou três minutos, é interessante que o cuidador repita a técnica do adiamento. Sempre iniciamos avisando a criança que aquele momento não é apropriado para mamar, relembrando que ela poderá mamar quando o novo dia raiar.

Não há necessidade alguma de evitar contato físico, carícias ou colo no desmame noturno. Afinal, estamos apenas ensinando a criança a dormir sem o seio, porém com segurança. Muitas crianças aprendem rapidamente a relaxar com um adulto deitado ao seu lado, fazendo cafuné na sua cabeça, massagem e carinhos nas costas, segurando a mão ou dedo do adulto ou mesmo abraçado de conchinha. Lembre--se de dar espaço físico para que seu filho possa movimentar-se para dormir, um comportamento comum entre as crianças. Se você está realizando o desmame noturno e também a mudança do seu filho para o quarto dele, pode levá-lo sempre de volta ao quarto, caso ele venha até o seu a cada despertar.

Algumas recomendações importantes para o período noturno:

- Evite acender a luz, se necessário use uma luz de tomada somente para enxergar o ambiente;
- Organize o ambiente antes de colocar a criança para dormir, evitando brinquedos muito expostos e convidativos na madrugada, brinquedos barulhentos, telas de celular, pontos de luz de aparelhos de TV ou ar-condicionado;

- Mantenha o ambiente do sono em uma temperatura mais baixa, de 21 a 23°C. Se seu filho, assim como a maioria das crianças não fica a noite toda com o lençol ou cobertor, simplesmente use pijamas mais quentinhos e elimine esta preocupação;

- Idealmente coloque um colchão e crie um ambiente confortável para você dentro do quarto do bebê. Sejamos realistas: você vai ficar algumas noites por lá e se resolver deitar no chão frio e desconfortável, pode acabar desistindo do desmame noturno antes que ele possa se concretizar.

Se mais de um adulto ficar responsável por atender a criança durante a noite, atentem-se para trocar de "posto" somente enquanto a criança estiver dormindo. Evite ao máximo o que eu chamo de resgate, principalmente se feito pela mãe: a clássica cena em que o parceiro ou a parceira está tentando colocar para dormir, a criança chora e a mãe entra para "resgatá-la" do braço do outro. O resgate leva seu filho a crer que quanto mais ele chorar, mais rápido a mamãe vai aparecer.

Reserve algumas horas dos primeiros dias para descansar ou tirar pequenos cochilos sempre que possível. Você precisará dessas atividades restaurativas para tolerar as primeiras noites, que são as mais difíceis. Evite iniciar o desmame noturno em épocas muito conturbadas no trabalho, se precisar dirigir longas distâncias no dia seguinte, ou se estiver em viagem, hospedada em hotéis ou na casa de amigos/parentes, e se não puder manter a rotina habitual da família.

TÉCNICA DA CORUJINHA

Ainda durante os dias da montagem do material de apoio, sugiro uma outra técnica às famílias, que chamo de técnica da corujinha. Esta técnica consiste em apelidar uma garrafinha da criança, que pode ser adquirida neste momento, preferencialmente levando a criança à loja ou usando uma garrafa que já seja usada pela família, mas que a partir deste momento será utilizada somente com esta finalidade. O conceito na prática consiste em apresentar à criança este objeto como a única oferta possível no período da madrugada.

E como introduzimos de forma lúdica esta técnica? Contando à criança o que fazemos de dia e o que fazemos à noite. Durante o dia estamos com bastante energia, brincamos, vamos à creche/escola, trabalhamos, passeamos, cozinhamos, comemos, encontramos amigos, fazemos barulhos. Durante à noite estamos cansados, o céu está escuro, os aparelhos estão desligados e silenciosos e neste momento vamos todos descansar (amém!) para ganhar bastante energia para o dia seguinte.

Neste papo, contamos à criança que o seio também precisa descansar, para poder estar cheio no dia seguinte! E assim entra a garrafinha da coruja: só ela fica acordada durante à noite! E dentro dela colocamos somente água, assim a criança fica livre para hidratar-se à noite sem precisar escovar os dentinhos ou criar novos hábitos prejudiciais.

O fato de oferecer somente água também faz com que a noite seja bastante desinteressante, assim não criamos estímulos ou reforços para os despertares noturnos. Existem à venda em lojas diversas garrafinhas, copos e canecas com estampas de corujas que podem ser especialmente apropriadas para este objetivo, ou você pode usar uma que já tem em casa, convidando seu filho a enfeitá-la com desenhos ou adesivos, seu personagem preferido ou outras ideias criativas. O importante é reservar este recipiente para ser usado somente durante a madrugada, assim mantém-se a ideia da técnica da corujinha.

QUADROS DE CONQUISTA

Outro recurso que pode servir como apoio na fase do desmame noturno é a utilização dos quadros de conquista. Os quadros de conquista consistem em tabelas que você pode fazer com papel e caneta, lembrando um calendário sem datas, ou mesmo imprimir pronto da internet. A ideia é usar o quadrinho como recurso para reforçar positivamente junto à criança o feito de ter dormido à noite sem precisar ser amamentada.

É preciso verificar se a capacidade de compreensão do seu filho poderá atingir esse nível de abstração, portanto, é uma técnica que costuma ter mais sucesso quando utilizada a partir dos dois anos de idade. Recomendo que você coloque o quadro em local de fácil acesso à criança e inaugure o ritual de fazer um desenho ou colar um adesivo em cada quadradinho todo dia pela manhã, sempre parabenizando e orgulhando-se em voz alta da passagem noturna sem mamar:

- "Parabéns por ter conseguido ficar a noite toda sem mamar!"
- "Vamos colar um adesivo todo dia aqui para comemorar que você consegue ficar a noite toda sem mamar!"
- "Você já é uma criança grande e conseguiu ficar a noite toda sem mamar. Vamos colocar aqui um adesivo para celebrar!"

COMPORTAMENTOS COMUNS DA CRIANÇA
QUE APRENDE A DORMIR SEM O SEIO

Como expliquei anteriormente, a criança que sempre teve a amamentação como recurso para voltar a dormir na madrugada precisará descobrir novas formas de se embalar, o que ela é perfeitamente capaz de aprender – talvez de formas surpreendentes para nós adultos. Dois comportamentos bastantes comuns:

- Movimentos de embalo

Não se assuste se seu filho apresentar grande agitação corporal na hora de dormir! Este é um recurso importante da criança na aprendizagem do relaxamento para dormir. Diferente de nós adultos, que deitamos e fechamos os olhos para induzir ao sono, a criança está habituada ao movimento de embalo para relaxar. Portanto, não se assuste se, ao deitar, ele começar a balançar as pernas vigorosamente, virar seu corpo de um lado para o outro, girar o corpo pela cama e inclusive cair da mesma (é importante pensar em mecanismos de segurança para isso ou usar uma cama baixa/colchão no chão na transição para fora do berço). Os movimentos de embalo são um importante recurso de autorregulação e relaxamento para as crianças, portanto, não tente impedir seu filho de fazê-los. É importante deixar o quarto em temperatura mais baixa, se possível, para evitar que ele comece a suar e fique desconfortável para dormir.

- Lamentos para dormir

Outro comportamento bastante comum nas crianças que estão aprendendo a dormir sem o peito são os lamentos para dormir. Preste atenção e você perceberá que no princípio seu filho chora, chama por você ou pede o seio. Porém, depois de chorar um tempo, quando acalentado, os sons que ele emite começam a parecer muito mais como lamentos ou até mesmo mantras com bastante ritmo e regularidade. A emissão destes sons também já demonstra recursos primitivos que seu filho está recrutando para começar a acalmar-se de forma autônoma, portanto, não o impeça de fazer isto e nem peça que ele fique calado ou tente interromper este lamento.

O PAPEL DA MÃE QUE AMAMENTA E O PAPEL DOS OUTROS CUIDADORES

A disposição, a paciência e o tempo são outros no período noturno, por isso é bom entrar no processo ciente do desafio e, se possível, com bastante apoio do parceiro ou da parceira, bem como dos demais cuidadores. Como dito anteriormente, a ideia nesta fase é que a criança seja atendida sempre que precisar: no início, essa demanda tende a ser muito frequente e, com a evolução do processo, naturalmente teremos menos despertares noturnos.

Muitas vezes isso representa uma mudança temporária de um dos pais para o quarto da criança, uma vez que as solicitações serão muitas e o tempo desperto ainda será grande, principalmente nas primeiras noites. É importante que a família seja capaz de decidir quem ficará responsável pelas noites. Muitas vezes recebo mães que ficam apreensivas em delegar esta tarefa ao parceiro ou à parceira, pois foram responsáveis pelo sono noturno desde o nascimento do bebê – e não há nenhum problema em fazer isso sozinha, se preferir. No entanto, recomendo que use roupas mais fechadas, dificulte o acesso com tops ou sutiãs, pois a noite é muito tentador ceder aos pedidos se você estiver muito cansada. Uma roupa mais fechada pode ajudar a pensar duas vezes antes de dar um passo para trás no desmame noturno.

Pode ser uma boa oportunidade para introduzir o parceiro ou a parceira nesta tarefa do sono. Ou seja, a pessoa que amamenta segue colocando a criança para dormir, e avisa à criança que ela vai mamar e depois todos vão dormir. E que vai mamar novamente quando o sol chegar ou quando o dia novo chegar. E o parceiro ou a parceira fica responsável por atender a criança durante a noite. É importante que no planejamento desta etapa, vocês decidam como ficará a divisão de tarefas. Muitos parceiros e parceiras enxergam neste momento uma oportunidade de ocupar mais espaços na vida da criança, agora que ambos possuem as mesmas "ferramentas".

Se a divisão das tarefas de cuidado anda um pouco desigual na sua casa, talvez essa seja uma grande oportunidade para convidar o parceiro ou parceira para olhar para essa questão com mais carinho. Se a criança não será mais atendida com o seio durante a madrugada, por que não experimentar essa possibilidade? Alguns formatos que costumam funcionar são: cada um dos pais fica responsável por um turno da madrugada ou mesmo a cada noite um se responsabiliza. Se preferir, pode fazer sozinha também as primeiras noites – costumam ser as mais difíceis – e, conforme o processo engrenar, a família divide a tarefa.

Vale lembrar que não recomendo a presença de mais de um adulto no quarto com a criança. A ideia é mostrar que a noite é monótona e não há nada de excitante ali para que ele fique acordado. A presença de mais cuidadores dentro do quarto por vezes passa a imagem de uma cena de excitação, na qual ambos os pais estão junto com a criança, sendo até convidativa para que a criança queira a atenção de ambos, em vez de voltar a dormir. Ou seja, se vocês vão usar o esquema de turnos durante a noite, evitem trocar de turno com a criança acordada.

E A CAMA COMPARTILHADA?

Muitas famílias me perguntam sobre a manutenção da cama compartilhada e o desmame noturno. Não há problema algum em manter a cama compartilhada, se este é o desejo, e executar o desmame noturno com este método. Porém, se for a vontade da família, eu acredito que essa pode ser uma grande oportunidade para tirar a criança da cama dos pais ou até mesmo passar a ocupar seu próprio quartinho. Afinal de contas, não é sobre amadurecimento o contexto do desmame? Nada mais justo do que ensinar à criança que ela tem direito a um espaço da casa só para ela – quando desejado e possível –, e convidá-la a ocupar este espaço de forma positiva. Vale usar roupa de cama decorativa, bichinhos ou enfeites que sejam do agrado dela e aproveitar o momento para se desfazer de itens da vida do bebê: poltrona de amamentação, trocadores, kit de limpeza etc. e trocar por uma linda mesinha para desenhos, um canto para organização dos livrinhos e também das atividades que exigem coordenação motora fina, uma grande conquista dessa faixa etária.

Se deseja manter seu filho em sua cama, você pode usar o método do mesmo jeito, mas lembre-se de que muitos dos despertares dele podem estar associados ao fato de que ele esbarra em você com frequência durante a noite. Para quem ainda não está pronto para tirar o filho do próprio quarto, uma proposta seria o uso de uma cama adjacente ou um colchão no chão, por exemplo.

E para quem quer aproveitar o momento do desmame noturno para apresentar o quarto ao seu filho, saiba que costuma funcionar muito bem e pode ser especialmente interessante do ponto de vista do desenvolvimento infantil. Talvez seja necessário que o adulto responsável fique no quarto da criança nas primeiras noites, pois a demanda é muito frequente, porém, a sugestão é que cada pessoa ocupe seu quarto conforme os despertares noturnos forem se espaçando. Você pode ensinar seu filho a andar até o seu quarto, caso acorde à noite colocando uma iluminação no caminho, ou mesmo orientar que ele chame um de vocês, caso acorde.

O QUE ESPERAR DO DESMAME NOTURNO?

A evolução do desmame noturno costuma acontecer de forma bem consistente nas primeiras duas semanas após o início do processo. Inicialmente, a criança passa a diminuir os intervalos despertos, ou seja, o tempo que leva para voltar a dormir vai diminuindo com o passar das noites. Já na segunda semana após o início do processo, desde que haja regularidade na aplicação das técnicas, a maior parte das crianças já estará acordando bem menos à noite, ou fazendo apenas breves despertares para as necessidades fisiológicas, ou somente para beber água, conseguindo voltar a dormir com a ajuda de um adulto ao lado em cerca de cinco a dez minutos.

Vale lembrar também que o desmame noturno não traz garantias de que seu filho dormirá doze horas por noite. Aliás, este não é um comportamento habitual da primeira infância. Crianças até três anos costumam apresentar um a dois despertares por noite, e crianças de três a oito anos ainda costumam despertar cerca de uma vez por noite. Nós adultos também despertamos à noite! O que muda são as atitudes necessárias para que o sono seja retomado. Ao realizar o desmame noturno, provavelmente tudo que seu filho precisará para voltar a dormir a cada despertar serão alguns minutos perto de você. Às vezes um pouco de água e, para os desfraldados, uma ida ao banheiro para o xixi. Após o estabelecimento do desmame noturno, seu filho será capaz de relaxar e dormir novamente, sem precisar acessar o peito.

Giovana, mãe da Sofia:
a amamentação como escudo

Não raro, a amamentação adquire sentidos que fogem do escopo da relação mãe-bebê, e isso pode gerar sofrimento, medo e conflitos para a mãe. É o caso de Giovana, uma advogada muito esforçada e trabalhadora, mãe solo da Sofia, de um ano e nove meses, que me procurou porque estava passando por um grande dilema.

Por um lado, ela dizia que estava exausta, que não aguentava mais amamentar a noite toda e cumprir com suas obrigações profissionais e domésticas. Ela morava sozinha com a filha, que ficava com uma babá quando Giovana estava no escritório. Por outro lado, ela tinha recebido uma recomendação explícita de sua advogada: "Você nunca desmama essa menina, porque quando ela desmamar você vai ser obrigada a deixá-la pernoitar no pai."

Giovana e o pai de Sofia tinham uma história complicada. A gravidez ocorreu de forma não planejada e a relação dos dois terminou de forma brusca, sem diálogo nem explicações, antes mesmo de Sofia nascer. O pai desapareceu e Giovana precisou buscar apoio jurídico para fazer valer os direitos da filha. Ao longo desse processo, foi orientada a prolongar o aleitamento ao máximo como uma espécie de escudo contra o pai, cujas visitas seriam limitadas por conta de importância de preservar o aleitamento.

Essa recomendação – que é bastante comum, diga-se de passagem – gerou um enorme conflito interno: ela não queria que a filha dormisse longe dela, mas do jeito que estava também não estava bom para ela. E a Sofia era uma menina comunicativa e esperta, com todas as condições para aceitar bem o processo de um desmame gradual.

Mesmo assim, Giovana teve muita dificuldade na primeira etapa do processo: a fase do controle de mamadas. Ela não conseguia encarar a filha e dizer "Não é hora de mamar" – que é um dos fundamentos do método – e ela só conseguia evitar as mamadas estando longe. Assim, para não amamentar, ela vivia fugindo da Sofia. Por conta disso, ela passou a trabalhar ainda mais, deixando a filha ainda mais com a babá.

Percebi que o meu trabalho precisava ir muito além de ensinar técnicas para regular as mamadas. Conversamos muito sobre os medos, as resistências e, claro, sobre o impacto da frase da advogada. Giovana precisou entender que a Sofia poderia ter um relacionamento com o pai, que isso viria a acontecer em algum momento, e que ela precisava encarar esse fato. Giovana também passou a entender que era o momento de se abrir para uma forma mais ampliada de se relacionar com a filha.

Aos poucos ela foi aprendendo a aplicar as técnicas para controlar as mamadas, mas, no início da segunda fase, quando a Sofia estava com dois anos, surgiu outro grande desafio: uma viagem para a Disney sozinhas, sem nenhum outro adulto. Mesmo para quem não está em processo de desmame, viagens são um desafio: longas horas em avião, fuso horário diferente, dormir na mesma cama, troca de rotina e novos ambientes tendem a resultar em uma maior frequência de mamadas. Mas, a essa altura, Giovana estava mais segura do seu desejo e com menos medo das implicações do desmame. Ela se manteve firme na regulação de mamadas e no desmame noturno.

E a viagem teve dois ganhos inesperados. Como as duas ficaram juntas em tempo integral, Giovanna aprendeu novas formas de se relacionar com a filha: descobriu-se uma mãe brincante e divertida. A relação da Sofia com a comida também deu um salto. Aquela bebê que teve dificuldades na introdução alimentar – Giovana chegou até a introduzir mamadeira no início, mas desistiu porque Sofia tampouco aceitava –, se interessou mais pelos alimentos e passou a comer melhor.

Quando voltaram de viagem, Sofia começou a frequentar uma escolinha, o que meses antes parecia uma perspectiva distante para Giovana. Em pouco tempo, Giovana foi perdendo o medo da relação entre Sofia e o pai e, quando as visitas mais longas passaram a acontecer, ela já estava em outro momento.

O processo de desmame das duas foi muito bonito. A mãe aprendeu a desembaralhar os medos e sentimentos negativos, muito emaranhados com a recomendação da advogada, e honrar as próprias necessidades, ao mesmo tempo que aprendeu a se relacionar com a filha de outras formas, se separando um pouco dela sem que isso representasse algo negativo. E Sofia ganhou uma mãe mais segura e divertida, além da possibilidade de construir vínculos e relações para além dela.

CAPÍTULO 4
RUMO AO DESMAME TOTAL – FASE 3

Quando o desmame noturno estiver concretizado, entramos na fase 3, que envolve a eliminação gradual das poucas mamadas que estão acontecendo durante o dia, rumo ao desmame total. Vale lembrar o que foi dito no capítulo 1: não há nenhuma pressa ou pressão externa para que o processo de desmame seja concluído em um tempo predeterminado. Digo isso porque muitas mulheres ficam satisfeitas após a conclusão do desmame noturno e a organização das mamadas – isto é, com a abolição da livre demanda – e, assim, continuam desse jeito por meses. E tudo bem. Por outro lado, outras se sentem animadas com o progresso e querem chegar logo no fatídico dia da última mamada. Ambas as realidades são possíveis usando o método. As regras e as técnicas de cada fase seguem uma lógica, mas o ritmo quem determina é você.

ELIMINANDO AS MAMADAS DO DIA

Nesta etapa, considero a rotina diurna de mamadas bem organizada e o desmame noturno estabelecido. Você provavelmente estará amamentando umas duas ou três vezes ao dia, com associações bem fortes com eventos da rotina. Por isso, a eliminação das últimas mamadas, ou fase 3 do projeto, envolve muito mais mudanças de rotina do que aplicação de técnicas.

Mais uma vez, peço que você faça um trabalho de observação e reflexão a respeito das mamadas durante o dia. Costuma ser simples classificá-las em termos de tempo, qualidade, necessidade, interesse. Por isso, começamos sempre da menos importante para a mais importante. Para a maior parte das famílias, as mamadas das extremidades do dia (manhã e noite) acabam sendo as últimas a serem eliminadas. Minha sugestão é que se elimine uma mamada a cada semana em média, aplicando algumas alterações de rotina ou usando a rede de apoio até que o novo modelo esteja em pleno funcionamento.

Retirar uma mamada que acontece no meio da tarde, por exemplo, deve envolver mudanças de rotina e planejamento. Se a mamada está associada ao evento da soneca, minha sugestão é que saia com a criança de carrinho ou carro para um passeio no horário do sono estimulando que, por alguns dias, ela caia no sono desta forma. Com isso, vamos diminuindo a forte associação do sugar o seio para dormir.

Usar os carregadores também pode ser bastante útil nesta etapa. Se a própria mãe vai sair com a criança no carregador, sugiro colocá-la nas costas ou nas ancas, com uma blusa bem fechada e top coberto por baixo. Mas se outra pessoa puder encarregar-se desta função, isso pode ser ainda mais eficaz. Se a família tem programação, tente encaixar a jornada de carro mais ou menos na hora da soneca e tudo ficará mais fácil. Você não será obrigado a sair de carro todo dia na hora da soneca, mas fazer isso por alguns dias certamente ajudará a desfazer a associação do peito com o sono, e depois, mesmo estando em casa ou na rua, ficará mais fácil colocar a criança para dormir respeitando os intervalos de sono.

Se a criança recusa-se a sentar no carrinho, fica incomodado ou reage a isso, procure levar uma distração para ela segurar enquanto senta e inicie logo o passeio para distraí-la. Um biscoito, uma bolinha de sabão, uma caixa de estalinhos ou um chocalho podem ajudá-lo a entrar com mais facilidade no carrinho. Procure passear por ruas menos movimentadas, de preferência com piso trepidante, como as pedras portuguesas, e este embalo facilitará a chegada do sono para seu filho. No início as caminhadas podem ser mais longas, mas logo ela aprenderá a dormir de outras formas.

Ao mesmo tempo que você retira a mamada da tarde, já sugiro investir num repetitivo e consistente ritual de sono. O ritual de sono é o nome dado ao encadeamento de atividades que repetimos com a criança todas as noites, antes de colocá-la para dormir. Ou seja, são as atividades que anunciam para a criança que a hora de dormir está se aproximando. Executar estas atividades de forma ordenada e repetida diariamente fará com que seu filho possa prever e aceitar melhor a hora de dormir. Esta atividade já será então preparatória para o momento em que a última mamada do dia for embora, e pode ser iniciada a qualquer momento.

Minha sugestão é que vocês executem toda a rotina da noite e deixem como última atividade a mamada para dormir. Salvo nos casos das famílias que usam peito e mamadeira: se você já está habituada a oferecer o seio antes da mamadeira, então deve manter esta ordem dentro do ritual de sono.

Recomenda-se que os rituais de sono envolvam atividades relaxantes, com bastante contato físico, luz mais baixa, ritmo lento e pouco barulho. Uma boa ideia seria um banho de imersão, uma atividade relaxante lúdica já no quarto com luz mais baixa, uma atividade de contato físico, como por exemplo massagem com óleos ou cremes, pentear os cabelos, usar bolinhas de fisioterapia para deslizamento corporal, cantar ou ouvir músicas relaxantes, usar aromaterapia, ler historinhas, amamentar e dormir. Quando repetimos sistematicamente este ritual, a criança passa a entender que a hora de dormir está se aproximando, ficando mais fácil depois retirar a última atividade, que é justamente a amamentação.

Cada família deve escolher qual mamada retirar primeiro: a da manhã ou a da noite. Algumas famílias preferem deixar a da manhã por último, pois podem esticar um pouco o sono. Outras preferem deixar a da noite, pois amamentar é de fato um método rápido e eficaz de colocar uma criança para dormir. Então, é uma escolha individual e minha sugestão é sempre deixar a mamada que você julga mais importante para seu filho por último.

Retirar a mamada da manhã vai implicar necessariamente em uma mudança de rotina. Você certamente será obrigada a pular da cama mais cedo, ou contar com uma boa rede de apoio. Dependendo da idade da criança, é possível ensiná-la a ir até uma caixa de livros ou brinquedos, mas para os mais novinhos o ideal é preparar-se de antemão. Minhas sugestões envolvem: deixar o café da manhã pronto ou propor um café da manhã "diferente", talvez um piquenique na varanda ou no quarto, cortar as frutas ou pães em formato de bichinhos, convidar a criança a fazer com você uma salada de frutas, demonstrando na prática que crianças grandes já podem tomar café como os adultos e, por isso, não precisam mamar pela manhã. Levar o café na cama com uma bandeja enfeitada pode virar uma grande brincadeira!

DESMAME TOTAL

Minha sugestão para as famílias que estão bem próximas do desmame total é pensar em um ritual de despedida para concretizar o término desta relação. Um ritual é uma forma cultural de simbolizar a passagem, a evolução, a transformação. Portanto, nada mais justo do que finalizar este processo com um marco que poderá ser lembrado sempre que necessário, ou que inclusive pode ajudar a toda a família a encerrar este ciclo com serenidade. O ritual permite que a família planeje o encerramento da melhor forma e no momento adequado, além de possibilitar que a mãe se despeça progressivamente da amamentação, assim como a criança. O ritual também será bastante útil nos dias seguintes ao desmame total, pois naturalmente seu filho pedirá para mamar (isso é bem comum, não se assuste!) – e você poderá usar todos os registros visuais do ritual para ajudá-lo a concretizar o fim deste processo.

Trago aqui algumas sugestões que fazem mais sucesso com as famílias que venho acompanhando no desmame ao longo dos últimos anos.

ÁLBUM DE FOTOS PROGRESSIVO

Neste ritual, a família faz um pequeno álbum de fotos mostrando a evolução da criança, desde o nascimento até os dias atuais. Sugiro cinco a seis fotos de momentos marcantes, como o nascimento, início da alimentação, engatinhar, andar, ida à creche e, por fim, uma foto atual ou o registro da última mamada. As fotos podem ser da criança mamando nestas fases do desenvolvimento ou não. A montagem do álbum deve ser feita com a criança na última semana de amamentação, aproveitando o momento para contar a história do seu crescimento, pontuando suas conquistas e marcos do desenvolvimento e aproveitando este conteúdo para dizer a ela que agora não precisa mais do seio.

CAIXA DA AMAMENTAÇÃO

Nesta proposta, a ideia é criar junto com a criança uma caixa de recordações da amamentação. Vocês podem decorar a caixa ou adquirir uma pronta e recheá-la com objetos significativos da fase de amamentação: uma blusa de amamentar, top ou sutiã, colar de amamentação, alguma roupinha ou naninha, fotos e até relatos. A ideia é coletar esses objetos e aproveitar a montagem da caixa para contar a seu filho que o mamá está acabando e por isso vocês já podem guardar estas coisas que não serão mais necessárias, mas poderão ser revisitadas sempre que tiverem saudades.

FESTA DO MAMÁ

Este é, sem sombra de dúvidas, o ritual preferido das famílias que atendo. As crianças desta faixa etária já estão muito envolvidas com as celebrações de aniversário, gostam de acender e apagar velas, bater palmas e cantar parabéns. A festa do mamá é, então, a ocasião perfeita para unir o útil ao agradável: os preparativos servem para anunciar à criança o evento que se aproxima – fazer um bolo ou comprar uma vela, preparar uma mesa, ajudam a envolver toda a família ao redor do mesmo propósito. Além disso, é um ritual que pode ser devidamente registrado em fotos e vídeos caseiros, de modo que será utilizado como recurso recordatório nas semanas seguintes.

SESSÃO DE FOTO/VÍDEO

Fazer uma sessão de fotos ou registros em vídeo das últimas mamadas pode ser um recurso interessante para ajudar famílias na direção do desmame. Imagens e vídeos eternizam o momento e, de certa forma, nos ajudam a registrar esta etapa importante do desenvolvimento infantil. Você pode aproveitar a situação e o cenário para explicar por que estão fazendo este registro e por que isso pode ajudá-las a se despedir do mamá com mais tranquilidade. Uma vez pronto, esse registro pode ser utilizado de imediato ou guardado para uma sessão nostalgia de vez em quando.

QUADRO DE CONQUISTA

Um quadro de conquista é um recurso semelhante a uma tabela de recompensa, onde registramos o progresso de uma conquista sem haver necessariamente uma recompensa associada. Para usar essa estratégia como ritual de encerramento no desmame, é importante definir se o desenvolvimento cognitivo da criança já permite esse tipo de elaboração. Normalmente é uma estratégia melhor compreendida a partir de dois anos completos.

Você pode imprimir ou desenhar uma tabela de quadradinhos, não há necessidade de numerar ou classificar, e então levar a criança até a tabela de forma ritualizada, todo dia pela manhã por exemplo, ou antes de dormir, seja contando o número de dias que faltam para o desmame total, seja para contabilizar os primeiros 15 a 30 dias depois de finalizado o desmame. Usamos adesivos, ímãs ou desenhos para envolver a criança na confecção do quadrinho, e é extremamente importante que a ida ao quadro seja feita de forma ritualizada para que a criança possa internalizar o objetivo da conquista alcançada.

Não deixe de incentivar a marcação junto com a criança, pontuando sempre o aspecto positivo da conquista e como ela deve se orgulhar de seu feito! O quadro/tabela deve ficar em local acessível para a criança, dentro do seu campo visual e de forma que ela seja exposta a ele várias vezes ao dia.

MÃOZINHA DE ENCERRAMENTO

A mãozinha de encerramento é um modelo de quadro de conquista simplificado, podendo assim ser adaptável a crianças mais novas, geralmente a partir de 18 meses. Usamos a brincadeira de passar um lápis em torno da mão da criança, desenhando os cinco dedos. Depois convidamos a criança a marcar esses dedinhos, seja colorindo as unhas, colando adesivos em cima de cada um dos dedos ou rasgando-os um a um, contando os dias que faltam para o fim.

Mesmo crianças com pouca familiaridade com números serão capazes de acompanhar os cinco dias, principalmente participando da brincadeira de produzir o material e destruí-lo conforme os últimos dias de amamentação transcorrem. Ao final, é importante manter o papel ou cartaz no mesmo local, pois sempre que a criança pedir para mamar, o papel rasgado ou colorido poderá ser usado como recurso para reforçar o fato de que o desmame já aconteceu.

Marina, Arthur e Clarice: desmame em tandem

A história da Marina e do desmame de seus filhos Arthur e Clarice é a prova de que nada acontece exatamente como planejado porque o processo depende da forma como os sujeitos reagem — tanto mãe quanto bebê (ou, nesse caso, bebês). Marina é uma médica dedicada, que, além de clinicar, dá aulas numa universidade, escreve e dá palestras. Ela buscou o meu apoio no início da amamentação do primeiro filho por conta de uma hiperlactação, que foi resolvida, e ela seguiu amamentando Arthur conforme desejava.

Seu plano sempre fora ter dois filhos com idades próximas e, quando o Arthur completou um ano, começou a programar a próxima gravidez. Em poucos meses, estava grávida novamente. Nessa ocasião, ela entrou em contato para iniciar um processo de desmame gradual, não porque tinha medo da lactogestação nem porque teve perturbação, mas pela certeza de que não desejava amamentar dois filhos, a chamada amamentação em tandem. Ela queria, portanto, iniciar o processo de desmame.

Apesar do receio de estar começando um pouco mais cedo do que inicialmente idealizara, ela começou as técnicas de adiar e encurtar as mamadas, sempre conversando muito com o Arthur, um menino muito esperto e colaborativo. Para seu espanto, Arthur reagiu muito bem e em poucos meses havia desmamado por completo. Ricardo, pai de Arthur, sempre foi muito presente e participativo, e teve um papel importante na história, assumindo a tarefa de colocar para dormir e o turno da madrugada, além de continuar com as brincadeiras e passeios de sempre. Marina estava grávida de vinte semanas quando Arthur, na época com um ano e meio, parou de pedir para mamar.

Quando Clarice nasceu, Marina teve hiperlactação de novo, mas isso não foi nenhuma surpresa. A surpresa foi que o Arthur voltou a demonstrar interesse pelo peito, e, ao contrário do que ela imaginara, ela voltou a amamentá-lo, mesmo sabendo que isso poderia agravar o quadro de hiperlactação. Pela conversa que tivemos, entendi que aquele desmame ainda não estava tão fundamentado para ela e, por isso, os pedidos do Arthur, então com um ano e dez meses, encontraram pouca resistência de parte da mãe. Assim, contrariando suas expectativas, Marina deu início à amamentação em tandem de Arthur e Clarice.

Marina só voltou a entrar em contato comigo no ano seguinte, quando a Clarice estava com um pouco mais de um ano e o Arthur terminara de completar três anos. Ela queria minha ajuda para desmamar os dois filhos ao mesmo tempo. Estava pronta para retomar o ritmo e os desafios profissionais, mesmo se sentindo culpada por dar à Clarice menos tempo total de amamentação do que ao irmão. Não facilitava o fato de que Clarice sempre foi mais apegada ao peito que Arthur. Mas Marina estava convicta de que era isso que queria e resolveu seguir em frente.

Desde o início, o maior parceiro dela no processo foi, por incrível que pareça, o próprio Arthur. Ele explicava o processo para Clarice, ajudava a aplicar as técnicas, e afirmava para a irmã que "ela já era grande, e não precisava mais mamar". E Clarice, tendo o irmão como exemplo e herói, não hesitou muito em aceitar a nova condição. Ao todo, foram três meses de desmame gradual. No final, Marina fez uma festa linda de despedida para o mamá, com direito a bolo, decoração e convidados. Assim, em companhia um do outro e com grande carinho e respeito dos pais, Arthur e Clarice encerraram sua história de amamentação lado a lado.

CAPÍTULO 5

O MÉTODO NA PRÁTICA – DÚVIDAS E DIFICULDADES

Por ser um processo orgânico, envolvendo no mínimo dois (e frequentemente mais) indivíduos, é muito comum ter dúvidas, inseguranças e sentimentos ambíguos com relação ao processo de desmame. Um livro nunca poderá substituir a troca com uma profissional capacitada para acompanhá-la no processo de desmame, mas algumas questões surgem com tanta frequência que achei importante incluí-las neste capítulo. Algumas são de ordem fisiológica – visto que, mesmo sendo gradual, as mulheres podem ter ingurgitamentos e outras intercorrências nas mamas por conta da diminuição da frequência das mamadas –, mas muitas são relacionais ou psicológicas. O livro não substitui a avaliação das mamas nem uma conversa com uma psicóloga, mas espero que você consiga maior clareza com os temas que abordaremos a seguir.

COMO LIDAR COM O CHORO E A FRUSTRAÇÃO

Há uma questão importante que deve ficar clara desde o início: haverá choro e frustração! Acredito que muitos dos problemas vêm de expectativas irreais das famílias, quando pensam que será possível passar por um processo desse sem investimento, sem trabalho, sem transformação, desejando que seus filhos não manifestem sua insatisfação através do choro. O fato é que chorar é a primeira manifestação de incômodo do bebê e durante toda a infância permanecerá como recurso primordial de comunicação! No entanto, seria um enorme paradoxo acreditar que a mesma criança que ao longo de meses e anos foi capaz de desenvolver uma série de recursos de comunicação, aprendizagem e amadurecimento, ainda choraria de forma semelhante a um recém-nascido, não é?

Será mesmo que nada mudou no choro de seu filho desde quando este era um bebê pequeno, sem ter passado inúmeras vezes pela experiência de ter suas necessidades atendidas, e a segurança de um bebê maior, ou criança, que chora e tem a certeza absoluta de que será atendido, nem sempre da maneira como gostaria, mas por um adulto investido de afeto e cuidado? É preciso entender e diferenciar o choro de um bebê que beira o desespero, pois esse ainda não conhece o conceito de permanência da resposta do adulto, uma vez que acabou de nascer, daquele do seu filho que já se comunica, entende, reage e tem segurança na figura de seu cuidador e ambiente. Uma criança sábia, que aprendeu, inclusive, como usar esse choro da melhor forma, não nos esqueçamos disso.

Não se trata de abandonar a criança à própria sorte para lidar com sua frustração e lamento sozinha, submetendo-a a uma situação potencialmente traumática e desesperadora. Trata-se de entender que haverá o choro, pois este é a manifestação absoluta de frustração e incômodo, mas esse choro poderá e deverá ser acolhido pelo responsável, com muito carinho, afeto, presença. Muitas crianças têm a ilusão de que suas mães não estão ali, junto delas, ao negar o seio. Peço às mães que façam o simples exercício de, ao interditar o seio, abraçar seus filhos com intensidade e repetir a eles: "Agora você não vai mamar, mas a mamãe está aqui com você." Observem a reação de seus filhos, quando aos poucos vão percebendo que o seio está saindo de cena, mas suas mães permanecem e as inúmeras possibilidades que se apresentam quando o seio sai do primeiro plano.

Quando você crê que a única possibilidade de interação entre você e seu filho no momento da frustração é oferecer o seio, ele também vai acreditar nisso. Muitas vezes oferecemos o seio por cansaço, preguiça, medo de que a reação tome proporções incontroláveis. É importante conscientizar-se de que o seio definitivamente não é a única resposta para as frustrações do seu filho. Este é o primeiro passo: entender os mecanismos que nos fazem acreditar que o seio é a única opção é o início de uma operação mental em que você abandona os comportamentos automáticos de reagir ao desconforto do seu filho e começa a planejar e antecipar-se a estas demandas. É aí que a mágica acontece.

É importante conscientizar-se de que o seio definitivamente não é a única resposta para as frustrações do seu filho.

E SE MEU FILHO FICAR DOENTE E INAPETENTE?

Se você tem uma criança em casa, principalmente até os quatro anos de idade, é esperado que ela fique doente inúmeras vezes ao longo destes anos. Calcula-se em média uma infecção respiratória por mês nesta faixa etária, incidência que pode aumentar durante os meses mais frios. Soma-se a isso as viroses, diarreias, alergias, pediculose e todas as outras intercorrências naturais da infância, e muitas vezes temos a impressão de que na verdade deveríamos contabilizar os poucos períodos em que eles estão de fato totalmente saudáveis!

Dito isso, é importante saber que se a cada intercorrência dessa você decidir voltar ao padrão da livre demanda, você terá cada vez mais dificuldade de retomar o planejamento inicial. É claro que, em situações específicas, o benefício de retomar a livre demanda ou retroceder alguns passos e fases suplantará o risco de ter que começar tudo de novo, como situações em que seu filho corre o risco de uma internação por desidratação, ou se está excessivamente prostrado, ou se demora muito a recuperar-se.

Além das doenças, muitas vezes há situações específicas que colocam muitas famílias em maus lençóis, como as viagens prolongadas de carro ou avião, mudanças repentinas de rotina ou ambiente, chegada de irmãos, separação do casal. É preciso avaliar caso a caso para aconselhar da melhor forma, mas, via de regra, mesmo quando for necessário abrir mão do planejamento por um ou dois dias, é possível retomar negociando com a criança que houve uma exceção durante aquele período necessário (desde que tenha sido curto!) e algumas delas podem responder de forma surpreendente. E, se não for o caso, recomendo voltar à fase anterior e reforçá-la antes de passar para a etapa seguinte do processo. Certamente ficará claro para cada família quando é cabível ou não retroceder, pois esta é uma decisão que precisa ser tomada de forma autônoma para que possa atender as necessidades individuais de cada pessoa, que certamente são bastante diversas.

Menos frequentes, mas não impossíveis de acontecer, são as inapetências transitórias. Na prática clínica, vejo que este cenário acontece especialmente com as crianças que já são mais resistentes a alimentação, seja porque encontraram neste cenário atenção especial e mobilização familiar, seja porque ainda não contemplam prazer na alimentação sólida ou apresentam algum tipo de transtorno sensorial alimentar. Muitas vezes também são cenários mais comuns com crianças que já encontram-se com grande seletividade alimentar, comportamento pertinente ao segundo ano de vida.

Um cuidado especial deve ser tomado com as crianças que usam mamadeira, para que não se aumente neste momento a oferta. Minha dica neste cenário é entender que a inapetência costuma ser transitória. A família deve manter a oferta das refeições principais nos seus horários e protegendo a sua execução, sem forçar ou fazer deste o evento mais importante do dia. Junto a isso, recomendo deixar frutas e lanches ao alcance da criança, sem dedicar atenção especial aos mesmos, mas favorecendo momentos em que a criança acesse visualmente os alimentos ofertados, esteja à mesa com a família de forma agradável vendo os outros comerem e sendo estimulada a participar da escolha e compra dos alimentos, assim como da sua preparação e oferta. Em casos mais graves ou prolongados, recomendo procurar uma nutricionista materno-infantil ou o pediatra.

O QUE FAZER QUANDO HÁ CHUPETA E MAMADEIRA NA JOGADA?

Se o seu filho já faz uso constante de mamadeira e chupeta, não recomendo fazer o desmame destes antes do desmame do seio. É possível organizar as mamadas e aplicar o método de forma clássica sem necessariamente eliminar o uso desses apetrechos, mas também sem aumentar a frequência de uso. No entanto, se o seu filho nunca usou esses apetrechos de forma regular e você vem pensando em inseri-los para facilitar o desmame do seio, não recomendo! Em primeiro lugar, porque não são necessários. Estamos falando aqui de crianças que já serão capazes de negociar de forma verbal a diminuição e a finalização da amamentação. Em segundo lugar, esses apetrechos entrarão na vida do seu filho, caso ele os aceite a esta altura do campeonato, como substitutos do seio, o que fará com que você não realize de fato o desmame, apenas o adie. E não se engane... tirar a chupeta e/ou a mamadeira também pode ser especialmente desafiador!

E antes que você, cujo filho já usa mamadeira e chupeta, pergunte-se porque ele já estará pronto para abrir mão da amamentação, mas não desses apetrechos, deixe-me explicar um pouquinho de como se dá esta relação para a criança. Os objetos oferecidos aos bebês para alimentação e relaxamento, como a chupeta e a mamadeira, rapidamente tomam um lugar de afeto e transferência para os pequenos. O que para nós é um simples alimentador de bebês ou solução mágica para o choro ou sono, para os bebês é um objeto de transição, ou seja, um objeto que facilita a sua existência num mundo onde a mamãe ou suas figuras de segurança e apego não se encontram temporariamente.

É como se o bebê precisasse de uma adaptação à possibilidade de estar só, e usa esses objetos como representantes da figura materna. Ou seja, dentro daqueles simples objetos, eles investem muito afeto e sentido, para que seja possível estar sem a mamãe, porém sendo acolhidos através da transferência que esse objeto representa. Para que um dia eles possam estar sem as chupetas e mamadeiras depois de feita essa transferência, que costuma ser muito precoce, é preciso que estes objetos se esvaziem de sentido e percam esse lugar privilegiado de espaço/objeto transicional de afeto.

Mas e o seio? O lugar do seio na vida do bebê/criança é exatamente oposto ao do objeto transicional: ele é a ferramenta que permite a existência COM a mãe. No início há uma simbiose, onde o bebê entende-se colado à sua mãe, e aos poucos ocorre uma caminhada rumo ao amadurecimento, quando o bebê começa a perceber-se separado de sua mãe. Porém, o bebê ainda necessita de ferramentas de troca e comunicação com ela antes do desenvolvimento da linguagem verbal, daí a necessidade do seio como "terceiro" nessa relação. Portanto, para poder abrir mão do seio, em oposição aos objetos de transição, é preciso justamente que a figura materna esteja absolutamente investida de muito sentido, para que, aos poucos, *ela* seja o objeto da relação, e não o seio.

Um dia, seu filho vai perceber o sentido de chupetas e mamadeiras, e estes e poderão ser eliminados da rotina sem grandes dificuldades. Alguns dias um pouco mais chorosos, a rotina do sono ficará certamente um pouco mais longa e em seguida ele será capaz de seguir em frente. Já a figura materna nunca será eliminada. Ela será investida de tanto sentido e afeto, que a ferramenta utilizada pelo bebê no início para conectar-se com você já poderá ser ultrapassada, eliminando qualquer tipo de obstáculo entre vocês. E assim ampliamos o relacionamento mãe-bebê: tirando o seio de cena para que vocês possam aproximar-se de outras formas.

PRINCIPAIS INTERCORRÊNCIAS RELACIONADAS À PRODUÇÃO DE LEITE

A mãe lactante que iniciar este trabalho de desmame gradual, respeitando o tempo mínimo sugerido para cumprir cada uma das etapas, dificilmente terá que tomar alguma medida física em relação à supressão da produção de leite materno. No segundo ano de amamentação, a produção de leite já está bem equilibrada, a mãe já consegue de forma geral administrar intervalos e amamentar de forma tranquila, sem grandes prejuízos físicos.

Consigo lembrar e contar nos dedos de uma mão as mães que precisaram de fato de alguma medida mais agressiva para desconfortos da mama. No entanto, caso você seja a exceção, isso não será nada agradável, portanto, seguem algumas sugestões para lidar com isso:

- Em caso de ingurgitamento mamário, rigidez das mamas, vermelhidão ou desconforto local, procure realizar uma leve ordenha de leite somente com as mãos, até que a aréola fique mais flexível e maleável. Damos a isso o nome de ordenha de alívio, e ela deve ser realizada sempre que a parte da frente da mama ficar dura e desconfortável. Porém não invista muito na ordenha para que seu corpo entenda que é hora de diminuir a produção;
- Para evitar demais desconfortos, é possível também usar um top de ginástica ou sutiã mais apertado, de preferência aqueles que dão bastante sustentação e não fazem retenção em pontos específicos das mamas. Os tops de ginástica de alça

nadador ou bem larga são sem dúvidas os meus favoritos.

- É possível também usar compressas frias para diminuir o edema e trazer mais conforto. Não recomendo gelox ou placas frias pois há risco de queimaduras, mas uma fralda mergulhada em água gelada, as compressas próprias para as mamas que vão ao freezer ou mesmo as compressas de repolho verde congelado podem ser de grande ajuda.

- Em casos de permanência dos sintomas ou caso apresente febre, pus no leite ou qualquer outro sintoma, entre em contato imediato com sua consultora de amamentação ou assistência médica.

A RELAÇÃO DA CRIANÇA AMAMENTADA COM O SEIO MATERNO APÓS O DESMAME

Algumas vezes sou procurada por mães que ficam preocupadas com a relação desenvolvida por seus filhos após o desmame. Os relatos costumam ser muito semelhantes: meu filho gosta de tocar meus seios, acariciar, apertar, usa este hábito como conforto quando precisa relaxar ou dormir, enfim, parece ter uma relação bastante particular e peculiar com os meus seios que definitivamente não tem nada a ver com a relação que ele tem comigo.

Em primeiro lugar, gostaria de esclarecer que isto é absolutamente comum! Muitas mães me procuram constrangidas com este hábito, ou pensam que desmamaram precoce ou tardiamente, ou ainda, de maneira incorreta, e por isso a criança desenvolveu algum tipo de "obsessão" em relação aos seios. Outras estão verdadeiramente preocupadas com as questões sexuais possivelmente envolvidas no processo. E algumas estão, de fato, de saco cheio de ter seu corpo tocado sem a devida permissão.

Vamos aos fatos: a relação bebê-seio é única. Através do seio o bebê desenvolve seu primeiro canal de comunicação com o mundo e, se a amamentação se dá de maneira satisfatória e saudável, o seio representa para ele um porto seguro, uma âncora, um elo que o mantém conectado à sua mãe e aos seus sentimentos e sensações mais primitivos. Sendo assim, nem sempre o desmame implicará em uma perda de interesse absoluto em relação ao seio.

Mas até que ponto isso é aceitável? Aceitamos com facilidade a existência prolongada de bichinhos, paninhos, chupetas, dedos e mamadeiras na vida dos bebês e crianças – confortos transicionais e auto eróticos, absolutamente constitutivos do processo de amadurecimento individual. Então é preciso esclarecer que a transicionalidade não ocorre apenas na relação com objetos, mas também em relação ao ambiente onde a criança se insere. O conceito de espaço transicional, muito bem definido por Winnicott, nos dá o aporte teórico absolutamente indispensável para entender a necessidade da criança em conectar-se com sua mãe ou consigo mesma através desse comportamento habitual e aprendido, que muitas vezes precisa de um tempo cronológico para desaparecer ainda mais longo do que o processo do desmame.

A criança que segura o seio, mexe, aperta, estica, beija, esfrega ou parece ter uma relação com o seio absolutamente desconectada da relação com a própria, está apenas transitando entre seu porto seguro e sua jornada rumo à independência. Algumas precisarão de mais tempo, outras de menos. Algumas mães precisarão interceder nessa relação, afinal de contas ninguém é obrigado a estar contente com seu corpo absolutamente disponível, e isso é bastante legítimo!

Podemos usar técnicas semelhantes às do desmame gradual para intervir e interditar o acesso da criança ao nosso próprio corpo e com isso ensiná-la sobre respeito e consentimento. Se a brincadeira incomoda, nada mais apropriado do que determinar limites para que ela aconteça, e evitar situações de exposição – sempre acompanhadas de uma boa conversa. A técnica do encurtamento pode ser particularmente interessante para fazer com que a criança entenda que não tem acesso irrestrito ao seio materno com suas mãozinhas. Combinar horários ou momentos específicos para isso também pode ajudar, muitas vezes trata-se de uma necessidade associada ao sono ou a necessidade de conforto ou segurança.

Para quem não está absolutamente incomodado com a situação mas teme que isso esteja se prolongando demais, é bom lembrar: costuma ser um hábito que não perdura mais do que um ou dois anos após o desmame total. Se esse tempo for longo demais para vocês, seja firme em seus propósitos – a criança será capaz de encontrar outros espaços, momentos ou hábitos que a ajudem a ir ao encontro de sua autonomia.

QUESTÕES EMOCIONAIS

Ao longo dos anos, acompanhando famílias no consultório de psicologia perinatal, foi frequente deparar-me com situações em que o desmame encontrou diversos entraves e dificuldades para concretizar-se. Acredito que a falta de rede de apoio e suporte familiar, principalmente no caso das mães que passam boa parte do dia com seus filhos, possa ser um fator dificultador importante, porém não inviabilizante.

Muitas vezes uma história de amamentação que teve um início muito difícil, com muitos obstáculos vencidos e momentos de superação, pode representar também um final mais complexo, recheado de dúvidas a respeito da sua conveniência. Muitas mães acabam por questionar-se se serão capazes de abrir mão da amamentação justamente numa fase em que o processo está simplificado, intuitivo e prazeroso. Nestes casos é válida a reflexão sobre a origem da demanda pelo desmame: se esta for externa e não fizer sentido para a própria lactante, dificilmente o plano vai adiante. Se mesmo identificado o fator dificultador, a mãe deseja apoio para prosseguir com o desmame, talvez um plano mais gradual, que seja capaz de contemplar fases de adaptação mais prolongadas, possa atender os anseios desta família.

Outro cenário bastante comum nos entraves para o desmame são as questões emocionais maternas ou familiares indiretamente impactadas pela amamentação. Muitas vezes o prolongamento da amamentação protege a família de ter que lidar com outras questões de forte impacto, como as questões relacionadas a saúde mental da mãe ou casal, fatores relacionados ao casal e a qualidade do relacionamento, retomada da vida sexual e libido, retomada do autocuidado. Quando a amamentação protege de certa forma uma família de encarar questões que necessitam ser revisitadas conforme o final do puerpério se anuncia, certamente ficará mais difícil para todos comprometer-se com um plano que antecipa o extermínio desse "escudo protetor" que é a manutenção do aleitamento.

Por fim, vejo bastante dificuldade para colocar em prática um plano de desmame gradual em famílias muito engessadas no histórico familiar relacionado ao aleitamento ou com ideias preconcebidas sobre o que seria a duração ideal do período de amamentação. Com frequência, estas famílias fazem um desenho mental a respeito da adequação do aleitamento que não tem como base a experiência real e diária da prática, mas sim uma idealização que muitas vezes encontra-se absolutamente desconectada da vivência prática da amamentação.

Priscila e Débora:
quando o desejo não está claro

Priscila me procurou quando a filha, Débora, tinha dois anos e quatro meses, com uma intenção que parecia em conflito com outros sentimentos. Ela me contou que o início da amamentação não havia sido fácil; aos dois meses, Débora tinha sido diagnosticada com APLV (alergia à proteína do leite de vaca) e, até a introdução alimentar, a vida inteira de Priscila girara em torno do aleitamento. Depois de um ano, a menina comia bem, mas seguia mamando em doses pequenas, várias vezes ao dia. "Ela só queria saber de mamar; até a primeira palavra dela foi 'mamá'!", Priscila me disse.

Por conta de uma perturbação com a amamentação, que começou quando Débora estava perto de completar dois anos, Priscila conseguiu limitar as mamadas durante o dia através de alguns acordos com a filha, que era muito esperta e falante. Priscila também havia comprado os livros da coleção *Conto com você*, que visam preparar a criança para o desmame noturno, e os lia para a filha. No entanto, alguma coisa impedia Priscila de levar o processo adiante, sobretudo à noite, que era o mais urgente para ela, visto que Débora habitualmente acordava oito, dez, vezes por noite para mamar. "Ela fica muito nervosa, não consigo ignorá-la! E se ela estiver com fome?"

Priscila apresentava um medo profundo relacionado à saúde da filha. Embora Débora já estivesse curada da APLV, a mãe demonstrava muita preocupação com sua imunidade, e com sua saúde em geral. Mas a fixação com o peito também a afligia. Nossa primeira consulta, então, foi focada na primeira fase: reforçar a organização das mamadas durante o dia, diminuindo ainda mais a frequência. Ela foi me reportando que estava indo bem, e que contava com a ajuda da babá. Reparei que, mesmo sendo casada, o nome do pai, Leonardo, não surgiu nas nossas conversas iniciais.

Marcamos a segunda consulta, para dar início à fase do desmame noturno, e eu sugeri que Leonardo participasse, porque a participação do parceiro nessa etapa facilita bastante. Apesar da reticência dele – Priscila havia dito que ele tinha muita dificuldade lidando com a filha –, ele participou. E nessa conversa apareceram dados interessantes. Desde o início, Priscila dormia no quarto da filha, muitas vezes nem voltando mais para o quarto do casal. Leonardo, por sua vez, insistia na importância de não ter o sono perturbado, para conseguir render no trabalho. Apesar disso, nenhum dos dois relatou sentir falta da companhia um do outro à noite.

Duas semanas depois dessa consulta, marquei uma nova conversa com a Priscila porque as orientações quanto ao desmame noturno não estavam funcionando. Ela continuava com medo de fazer a filha sofrer e seguia amamentando a noite toda. Nessa conversa, ela confessou uma grande insatisfação com o casamento e a total ausência de retomada de relações sexuais, por falta de iniciativa de ambos. Dormir em quartos separados, portanto, estava servindo um propósito muito além dos cuidados com a filha. Quando isso ficou claro para Priscila – que ela, no fundo, não queria voltar a dormir ao lado do marido –, foi como se uma chave tivesse virado. Ela percebeu que o problema no relacionamento não era novo, mas que havia se aprofundado após a chegada da Débora.

A partir dessa nova percepção, Priscila começou um acompanhamento terapêutico individual e, da última vez que conversamos, ela me contou que isso evoluiu também para uma terapia de casal. Depois disso, perdemos o contato, o que me leva a crer que, quando Priscila e Leonardo resolveram olhar para o relacionamento deles, o desmame transcorreu sem maiores angústias.

PALAVRAS FINAIS

Espero que tenham encontrado neste livro técnicas e informações que lhes pareçam coerentes com o que praticam em família. A ideia desde o princípio era oferecer um manual prático e objetivo, pois sei que quem tem sono tem pressa! Ao mesmo tempo, penso muito em como orientar famílias para que possam tirar do processo de desmame o máximo de benefícios que serão muito úteis em qualquer fase da vida como pais: autonomia, autoconfiança, assertividade e equilíbrio.

Espero ter lhe encorajado a seguir em frente, com expectativas realistas sobre esse processo, mas com as ferramentas adequadas para apoiá-la a chegar mais rápido nos resultados esperados. Saiba que o processo não é simples, mas ele depende da possibilidade de cada cuidador em olhar para seu filho e enxergar suas potencialidades. A criança não precisa que você sinta pena dela. Pelo contrário, lembre-se de que o olhar do cuidador é o primeiro espelho da criança. É preciso que você olhe para seu filho e acredite em suas habilidades e, com esse olhar, comunique que, com segurança, ele poderá ir além.

Gosto muito da metáfora que explica a parentalidade ao andar de bicicleta. Muitas vezes a criança acredita que o que a mantém de pé são as rodinhas, mas um olhar atento sabe identificar que a noção de equilíbrio, uma vez aprendida e introjetada, jamais será esquecida.

Será que vou traumatizar meu filho com o desmame? Essa é uma pergunta que aparece inúmeras vezes nos acompanhamentos que faço junto às famílias. E como saber se a criança está ou não pronta para o que vem pela frente? Ao pensar nessa questão, percebo que ela vem de uma ideia preconcebida de que alguma coisa essencial será retirada da criança. Mas o que será que é retirado da vida da criança quando a amamentação chega ao fim?

Aprofundando ainda mais essa conversa, pergunto aos cuidadores: o que seu filho busca quando pede o peito? Invariavelmente a resposta transita por palavras como amor, carinho, afeto, proximidade, conexão. E você acha que a criança será privada disso quando o seio sair de cena?

Certamente bate um medo do novo, uma certa ansiedade até, em saber como será essa nova realidade, que não é atravessada pela amamentação. O seio é uma ferramenta poderosa de comunicação com a qual construímos as bases de um relacionamento. Mas, conforme esse bebê se transforma em criança, essa relação não se resume à amamentação.

Recentemente me peguei pensando: quando foi que você teve certeza de que já era hora de tirar as rodinhas da bicicleta? Foi bacana perceber que, tal qual o desmame, esse também é um processo que implementamos aos poucos, uma rodinha de cada vez. Nem sempre temos certeza de que é o momento ideal. Incentivamos nossos filhos a progredir, mas também temos incertezas, vivenciamos algumas quedas, é tudo parte do processo. As rodinhas parecem essenciais até que se possa andar sem elas. E então fica claro que o barato não está nas rodinhas e nem mesmo na bicicleta. O grande barato são os cabelos ao vento, a sensação de liberdade, o controle da direção, a velocidade alcançada, soltar as mãos...

O que construímos com nossos filhos durante a amamentação representa uma base de apego e segurança que é absorvida e será carregada por toda uma vida. Boa sorte nessa nova etapa!

RECURSOS E REFERÊNCIAS

Existem diversos livros que podem ajudar sua família na empreitada do desmame gradual, com imagens absolutamente estonteantes e que capturam a atenção dos pequenos. Todas essas leituras devem ser feitas junto à criança, sendo que a maioria delas pode servir como apoio, principalmente para a fase do desmame noturno. A leitura consistente mostrará à criança, pelo exemplo, quais serão as mudanças na sua rotina, diminuindo os níveis de frustração e melhorando a compreensão do que vem pela frente. Além disso, serve como recurso para a mãe, que poderá sempre recorrer aos exemplos quando a criança demonstrar alguma dificuldade ou resistir às novidades. Lembre-se de que a criança precisa de muitas repetições até adquirir um conhecimento, portanto, iniciar a leitura dos livros antes ou durante o processo pode ser interessante!

Indico fortemente os livros editados pela querida Fernanda Vernilo, da coleção *Conto com Você* (www.colecaocontocomvoce.com.br). Autora dos livros *Mamar quando o sol raiar* (que pode ser utilizado como material de apoio para a fase 2 do meu método) e *Tchau, tetê* (que pode ser utilizado como material de apoio para a fase 3 do meu método), Fernanda participou de um dos primeiros de muitos workshops que conduzi na Lumos Cultural (SP) com grupos de mães interessadas em aplicar o método de desmame gradual com seus filhos. Naquela época, em 2017, não existiam publicações voltadas a este tema ou a este público. Então, depois de fazer o workshop, familiarizar-se com o método, aplicar com seu próprio filho e dar uma guinada em sua carreira profissional, Fernanda publicou estes dois livros – inclusive, prefaciei o primeiro.

Outro título nacional recentemente publicado também direcionado ao tema é *O mamá é da mamãe*, de Giovanna Balogh, disponível no site www.maesde peito.com.br.

Aproveito para listar também alguns livros estrangeiros em língua inglesa, geralmente disponíveis em livrarias virtuais, com entrega disponível em território nacional.

Michele: the nursing toddler, de Jane Pinczuk
You, me and the breast, de Monica Calaf
Milkies in the morning: a gentle night weaning storybook, de Jennifer Saleem
Ready to wean, de Elyse April
Nursies when the sun shines, de Katherine Havener
Sally weans from night nursing, de Lesli Mitchell

REFERÊNCIAS BIBLIOGRÁFICAS

SAMPAIO, Marisa Amorim et al. "Psicodinâmica interativa mãe-criança e desmame". Psic.: Teor. e Pesq., Brasília , v. 26, n. 4, p. 707-715, Dez 2010.

WINNICOTT, Donald W. *Os bebês e suas mães*. São Paulo: Martins Fontes, 1996.

WINNICOTT, Donald W. *A criança e o seu mundo*. Rio de Janeiro: Zahar, 1979.

NOTA DA AUTORA

Para fins de fluidez de texto e leitura, optei por usar a nomenclatura tradicional, referindo-me na maior parte das vezes à pessoa que amamenta como mãe, identificando o bebê/criança em gêneros diversos e referindo-me à configurações familiares tradicionais. No entanto, considero importante informar que prezo pela inclusão e diversidade em minha prática profissional. Portanto o conteúdo é absolutamente extensivo e dedicado a todos os cuidadores que amamentam, assim como todos os bebês e crianças, abrangendo todas as identificações de gênero possíveis e diversidade de contextos familiares.

5ª reimpressão, 2024

Este livro foi produzido pela mapa lab e composto nas tipografias Sabon e Bell Gothic. Impresso em papel cartão triplex 300g/m² na capa e Pólen bold 70g/m² no miolo.